出会いに学び、老いに成長する

日野原重明

講談社+α文庫

文庫版まえがき

本書は、今から七年前、私が八十四歳のときに出版した新書版・ハードカバーの同名の本を文庫化したものである。

私は医学生の時に肋膜炎《ろくまくえん》をわずらったために、第二次世界大戦では召集されることがなく、これまで六十余年もの長きにわたり聖路加《せいろか》国際病院で診療をつづけることができた。したがって、大学の医学部同級生の誰よりも多くの患者さんを看取《みと》り、誰よりも多くの死亡者の診断書を書いてきた。それら数多くの患者さんとの出会いによって、私はこれまで計り知れないほどの学びをいただいてきたと思っている。

本著は私が一九九一年から一九九五年までの四年間に日本基督《キリスト》教団出版局の『こころの友』に連載したものが主となっているが、その当時、私が関わってきた方々から私の心に深く刻み込まれたことがらをエピソードをまじえてつづったものである。いま改めてまた、私は病《や》む患者さん、そして亡くなられた患者さんから、生きる道や老いる道を学んできたのだということを強く思い知らされている。

単行本のあとがきで、私は「病気をもつ妻（引用注・肺癌手術後）とともに、これから先、どれくらいの黄昏《たそがれ》の時が許されるかわからないが、私たちは、与えられた今日一日一日を感謝して、毎日を精いっぱい生きていることを読者にお伝えしたい」と結んだ。それからはや七年、妻の肺癌再発の不安も失せ、今日までの年月をつつがなく過ごすことができた。

私は十月には九十二歳を迎える。私が人生の黄昏と呼んだ晩秋の陽《ひ》は暮れなずみ、今や日本人の平均寿命を遥かに超えながらも現役並みの仕事につくことが許されているということが、人間は老いても、引き続き新たな出会いの中から成長できるということの証しとなれば、これは私としての感謝の極みである。

そしてまた、これを文庫で読まれる方々に、この私の学びの原点を知っていただくことは、私のこの上もない喜びである。

二〇〇三年六月

日野《ひの》原重明《はらしげあき》

なお、巻末に二〇〇三年五月一日現在の全国の独立型ホスピスおよび緩和ケア病棟のある施設を掲載した。

◉目　次

患者との出会いに学ぶ

いのちの質を高めるということ

出会いに学び、老いに成長する

学びの日々

幼稚園で学んだこと

子どもは大人から、生徒は先生から学んで成長していくと誰もが思っている。しかし、よく考えてみると、大人になった人、老人になった人は、誰から学ぶのか。

亡くなった先輩や師から学ぶこともあろう。教室で学んだことも少なくないだろう。だが、忘れてはならないこと、それは自分の過去に学ぶということである。自分の足跡は、自分が歩いている間は自分には見えない。それは、ある年月をおいて、人生をある程度経験した者が、静かに自己を振り返った時に見えるもの。その時、自分の足跡の意味するものがよみがえって、新しい気づきとなって私たちと対面する。

それを示唆《しさ》する読みものをみなさんに紹介したい。

一九八八年、米国の作家ロバート・フルガムが『人生に必要な知恵はすべて幼稚園の砂場で学んだ』という本（池央耿訳・河出書房新社・一九九〇年）を書き、ベストセラーとなった。これは、大人に生き方を教える素晴らしい本である。著者はこう言う。

人間、どう生きるか、どのようにふるまい、どんな気持で日々を送ればいいか、本当に知っていなくてはならないことを、わたしは全部残らず幼稚園で教わった。人生の知恵は大学院という山のてっぺんにあるのではなく、日曜学校の砂場に埋《う》まっていたのである。

そして、こう続ける。

何でもみんなで分け合うこと。

ずるをしないこと。

人をぶたないこと。

使ったものはかならずもとのところに戻すこと。

ちらかしたら自分で後片づけをすること。

人のものに手を出さないこと。

誰かを傷つけたら、ごめんなさい、と言うこと。

食事の前には手を洗うこと。

トイレに行ったらちゃんと水を流すこと。

焼きたてのクッキーと冷たいミルクは体にいい。

釣り合いの取れた生活をすること――毎日、少し勉強し、少し考え、少し絵を描き、歌い、踊り、遊び、そして、少し働くこと。

毎日かならず昼寝をすること。

おもてに出るときは車に気をつけ、手をつないで、はなればなれにならないようにすること。

不思議だな、と思う気持を大切にすること。発泡スチロールのカップにまいた小さな種のことを忘れないように。種から芽が出て、根が伸びて、草花が育つ。どうしてそんなことが起きるのか、本当のところは誰も知らない。でも、人間だっておんなじだ。

金魚も、ハムスターも、二十日鼠《はつかねずみ》も、発泡スチロールのカップにまいた小さな種さえも、いつかは死ぬ。人間も死から逃れることはできない。

ディックとジェーンを主人公にした子供の本で最初に覚えた言葉を思い出そう。何よりも大切な意味をもつ言葉。「見てごらん」

人間として知っていなくてはならないことはすべて、この中に何らかの形で触れてある。ここには、人にしてほしいと思うことは自分もまた人にたいしてそのようにしなさいというマタイ伝の教え、いわゆる「黄金律《おうごんりつ》」の精神や、愛する心や、衛生の基本が述べられている。エコロジー、政治、それに、平等な社会や健全な生活についての考察もある。

このなかから、どれなりと項目を一つ取り出して、知識の進んだ大人向けの言葉に置き換えてみるといい。

フルガムの著書の中のこの文章は素晴らしいので、引用文としては長過ぎると言われるかもしれないと思いつつも、訳者のご許可を得て紹介させていただいた。

ここに出てくる「黄金律」とは、「何事でも人々からしてほしいと望むことは、人々にもそのとおりにせよ」というマタイによる福音書七章一二節の言葉である。『論語』の「己《おの》れの欲せざる所は人に施《ほどこ》す勿《なか》れ」は、この黄金律の裏返しの表現である。

神戸市で育った私は、一九一六年（大正五年）頃に米国の宣教医W・R・ランバス[*1]を記念して作られた幼稚園に通い、父が牧師をしている教会の日曜学校（今日の教会学校）の幼稚科でも学んだ。その教会（神戸栄光教会）は関東大震災前年の一九二二年に建てられたものであるが、九五年（平成七年）

一月の阪神大震災で三三メートルの煉瓦《れんが》の塔が会堂とともに全壊した。

この幼稚園とか幼稚科で、私は、室内では折り紙や色エンピツでの絵描きをし、室外では砂場遊びをした。友だちと砂場遊びをする時、よく一緒に山を作り、川も作った。誰かの細い腕の上に土を盛り、トンネル作りもよくしたが、そこで共働作業の心を皆で学んだのだということに思い至る。

私はフルガムのこの本を読んで、幼い頃の自分を思い出す。その幼稚園の内海《うつみ》小婦喜《こふき》先生の言われた言葉がこの本の内容と相重なって、私を幼い日の旅に導くのだ。内海先生は先年、九十六歳で亡くなられた。先生が九十歳でも矍鑠《かくしゃく》として独り暮らしされていた頃、福岡に先生を訪ねたのがお会いした最後であった。

先生から幼稚園で教えられた手をよく洗うということ、これは今日の病院におけるMRSA[*2]感染防御《ぼうぎょ》の基本でもある。

＊1　W・R・ランバス

一八五四～一九二一年。在中国および在日本南メソジスト宣教師夫妻の息子で、一八七七年から来日まで中国で宣教医師を務《つと》めた。日本ではメソジストの最初の統轄者《とうかつ》で関西学院の設立（一八八九年）に携《たずさ》わり、一八九二年に米国に帰国。一九一〇年にはメソジストの監督（ビショップ）に選ばれ、ミッショナリー・ビショップとして各国を伝道した。

＊2　MRSA感染

MRSAとはMethicillin-Resistant Staphylococcus Aureusの略で、日本語では「メチシリン耐性黄色《たいせいおうしょく》ブドウ球菌」という。つまり、メチシリンという抗生物質が効《き》かない点が普通の黄色ブドウ球菌とは異なるという意味で、日本では、一九八〇年代の前半頃から注目され始めた。病院や老人施設などで感染者が多く出ていることが、今もなお大きな問題である。

若者の動きを楽しむ

日本が急速に老齢化するなか、やっと日本人一般と行政とが老人に関心をもち、立ち遅れた老人対策に国民の批判の眼が向けられると同時に、いろいろの実行案が考えられるようになった。一九八九年（平成元年）に向こう十ヵ年間の高齢者保健福祉のための政府案（ゴールドプラン）が立てられたが、村山政権の発足を機に、九四年には高齢者介護対策の一層の充実、すなわちホームヘルパーの増員（一七万人）、特別養護老人ホームの増設（二九万人分）、寝たきり老人ゼロ作戦の展開などに、九五年からの五年間に九兆円の予算が計上された（新ゴールドプラン）。

はっきり言えば、日本の老人対策は、進歩した欧米に比べると二十年ぐらい遅れて本腰《ほんごし》を入れたと言えよう。そして、その現実を知るにつれ、老人自身も、真剣に自らの老いに眼を向けるようになった。

ところで、中年を意識する頃になると、誰もが齢《とし》をとりたくないという気持ちになる。それは、次のように多くの人が考えるためである。

齢をとると、

①顔や姿が老人ぽくなる。

②しぐさが老人ぽくなる。

③頭の働きが鈍《にぶ》くなる。

齢をとると、

①美しさを失うと考える。

②廃品となり、人間としての価値がなくなると思う。

したがって、齢はとりたくないと誰もが思う。

ローマの詩人マルティアリス（四〇年頃〜一〇四年頃）は、彼の作品『エピグランマタ』の中で次のように言っている。

過ぎ去った生活を享《たの》しむということは、人生を二度生きることだ。

またモンテーニュ[*1]は、その『エセー』第三巻五章の中でこう述べている。

プラトン[*2]は老人たちに、若者たちが運動や舞踊《ぶよう》や遊戯《ゆうぎ》をしているところに出かけていって（つまり幼稚園や小・中学校などに行って―筆者注）、自分になくなった肉体のしなやかさや美しさを他人の中に見て喜び、自分の若い頃の美しさや愛らしさを思い出すようにせよと命じ、また、これらの娯楽《ごらく》においてもっとも多数の老人をもっとも多く喜ばせ楽しませた若者に勝利の名誉を与えよと命じている。（原二郎訳・岩波文庫）

老人が、子どもや若者と遊んだり、運動をしている場所に出かけていってその動きを見るのは、ただの見物ではなく、自分の過去の若さを現在の若者の動きの中に再現しているものとみてよいことを、私はモンテーニュを介してプラトンから学んだ。これは素晴らしいことだと思う。

老人ホームは、そのような環境の中に作らねばならないということが最近すすめられている。だが、残念なことに、若者が暮らし、現役の者が働く場に近い土地に老人施設を建てることは、地価の高い都会であれば至難のことである。しかし、地方に出ると、日本にもまだ可能性がある。

一九九三年から九五年にかけて、私たち建設専門委員会が日本財団の資金援助を受けて、プライバシーと老若の交わりの広場を大切にした老人保健医療施設を三ヵ所（ケアポート庄川＝富山県、ケアポートよしだ＝島根県、ケアポートみまき＝長野県）に作ったが、これは二十一世紀に向けての日本の老人施設のモデルになると思う。老人が生きるエネルギー源は、自分のからだの中や、食べる栄養物の中にだけあるのではなくて、老人の眼を喜ばせる若者のピチピチした動きにあるというプラトンの教えに従って、日本の老人には何としても、もっと若者に接し、交われる場を与えたいと思う。

プラトンのような、西洋史の原点に立つ古典人が、今の時代に通じる言葉を当時すでに語っていることは、素晴らしいと思う。これはまさに、「温故知新」（『論語』）の中の温故である。「汝、幼き子を見よ」という聖句（マタイによる福音書一八章三節）にも老いの生き方が示されている。

老人は子どものように生き生きと行動することはできないが、老人の若き日の追憶の中に、子どもの頃を再現することはできるはずである。そのような老人の老いには、子どもの純粋さや若さがイメージとして重なり合って、老人の心に潤いのあるいのちが与えられるものと思う。

＊1　**モンテーニュ**
一五三三～九二年。ルネサンス期のフランスのモラリスト。「クセジュ（私は何を知るか）」という懐疑《かいぎ》主義に立って自己省察を深めた。本文にあげた有名な『エセー』は、そうした態度からの人生についての考察を随想《ずいそう》風に

記したもの。

＊2　プラトン　前四二七〜前三四七年。ギリシアの哲学者。青年時代は政治に関心を有し、また文学・科学などにも興味をもち、多彩の才能を示した。早くからソクラテスを知り、ソクラテスを主人公とする『対話編』など多くの著作を残した。

若い人からのエコーに励《はげ》まされる

私は六十歳になるまでは〝老い〟ということを全く感じなかった。

六十五歳までの現役時代に勤めた聖路加《せいろか》国際病院では、若いレジデント（研修医）を教え、一緒に症例《しょうれい》について論議することを楽しんだ。それと同時に、聖路加看護大学の若い女子学生にも講義し、全国の医学・看護系学生の夏季集会にも毎年数多く招《まね》かれ、泊まり込みのワークショップなどにもよく出かけて、若い人たちと交わった。彼らのこれから学習を続けていく心構えやビジョンが、みずみずしい言葉で語られるのを聞くと、心が若返る気がした。

私はまた、医学の領域での先輩としてのほかに、七十年の長きにわたる教会生活の経験者として、若い学生のために講演をしたり、信仰の証《あかし》を頼まれたりする機会も多い。テレビや私の書いた書物を通して、面と向かって会って話をしたことのない、多くの視聴者や読者ももっている。放送や対談の中で何気なくしゃべった私の言葉のいくつかを、かぎカッコの中に入れて私への手紙の中に書いて送ってくださる方も少なからずある。

ふとこれが私の言葉だったかと訝《いぶか》りながら、私の著書を改めてチェックすることがある。周到《しゅうとう》な方は、それがたとえ若い人であっても、私の著書中の出典《しゅってん》を明記してくださる。私が話したり、書いたりしてきた言葉が、こんなに若い人の心に刻みつけられているかと思うと、言葉の責任の重さをずっしりと感じる。

私の言葉が若い人の心にふれて、若いいのちとともにこちらに返されると、これはまさに若者から投げ返された生《なま》の球として、私の心のミットにずっしりと受け止められる。若い方のナイーブな心の反応が、私が投げた言葉以上のものとなって私に返され、私の方が教えられるのである。

心理学者のエーリッヒ・フロム[1]が『愛するということ』と題した本の中で次のように述べている。

与えることが受けることを意味するのは、愛においてばかりではない。教師はその学生によって教えられる……もしも、彼らが相互《そうご》に対象として扱わず、相互に誠実に生産的に関係するならば――。（懸田克躬訳・紀伊國屋書店）

ある時、入学間もない女子の医学生からこんな手紙をもらった。

私は先生の著書『死をどう生きたか』[2]と『病《や》む心とからだ』[3]を読んで感《かん》銘《めい》を受けた者です。私はカトリック系の私立の女子高校に通っていましたが、父に勧《すす》められて読んだこの本の内容が医学系の大学に進路を決定する際の動機の一つになり、おかげで国立の医学校に入学することになりました。
それは、「信仰は人間のものの考え方、したがって生き方を根本的に変えるものであり、人を新しく生まれ変わらせ、また人の心の支えともなる……」という先生の言葉でした。

彼女はさらにこう続ける。

この言葉を読んだ時、今まで信仰について漠然《ばくぜん》と抱いていたものが、はっきり言葉で言い表されたと感じました。
私は、幼稚園からずっとキリスト教の施設で育てられ、キリスト教に接していたとはいえ、いまだに聖書を通して読んだことなく、〝苦しい時の神だのみ〟の域を脱していないという感じがします。それは、私が本当に〝心の支え〟を必要とするような困難にぶつかっていないからだと思い、また、先にあげた先生の文章の続きの、「信仰者には希望と救いとが与えられる……」という言葉まで素直に受け止められなかったのです。

私が生まれ変わる時、つまり本当の信仰をもつ時、私は本当にキリストの道を求める人間となれる日がくるかもしれません。医師になろうとする私に、よき医師の心構えを教えてもらいたく、ご返事をお待ちします。

私の方がかえって教えられる、心の便りである。私は何となくわくわくする気持ちで、ほかの急ぎの手紙より先に、彼女に返信の手紙を書いた。

私はまた、医学校卒業生から手紙をいただくことも多い。その一人、M子さんの場合は、彼女が東京慈恵会《じけいかい》医科大学の教養課程の一年に入学した時、私は阿部正和《あべまさかず》学長（当時）に招かれて、医学を志《こころざ》して入学した新入生のために「医の道」について講義をしていた。また六年後の彼女の卒業前に、前に講義した時と同じクラスにもう一度「ターミナル・ケア」についての講義をしていた。

彼女は、卒後は研修のために、ある教育病院の寮《りょう》に入って生活をし、病院では内科学を修《おさ》めることになったが、次の文は、いよいよ卒後の臨床《りんしょう》研修に入るという彼女からの手紙である。

私は高校一年の時、日野原先生の『死をどう生きたか』を読ませていただき、医師の仕事のすばらしさに感動し、医師を志す決意をしました。そして東京慈恵会医科大学に入学し、本年三月に卒業しました。先生からは、入学時と六年後の卒業前の二回、講義を聴く機会に恵まれました。

一学年に入学の時に心に残ったのは、「目標とする人物を自分なりに決めなさい」、「人の死の重みが分かるのは、自分の親を亡くした経験のある人だけである」と言われた言葉でした。そして、六学年の時は、「芸術家が自分の作品に精魂《せいこん》こめるように、医師は死にゆく人々のケアにもっともっと力を入れるべきである」という言葉を与えられ、これを自分に何度も言い聞かせています。

学校での実習の中で、死を目の前にした患者一人一人に対する医師の無力さを痛感《つうかん》し、自分の未熟《みじゅく》さを知らされ、神を信じる心を持ちたいと思うようになりました。先生も言われるように、医学の面だけでなく、医学と宗教との面から患者さんをみる必要を強く感じさせられました。

勝手ですが、ほんの少し、私に会ってくださる時間をいただけますでしょうか。

私はすぐ返信し、彼女に、一度私の家に来られることをすすめた。そして、彼女は私の家を訪れた。

私と彼女とは、私の著書を通して彼女の高校時代から心が結ばれており、その後、医学校では彼女に二回も講義をし、彼女は私の言葉とともに生きた。木に花が咲いたその機会に、私たち二人はゆっくり語り合う機会がもてたのである。

私の家を訪れた彼女に会って私はこう感じた。私の言葉には私の気づく以上に責任がある、と。そして、私の言葉が彼女と私との出会いをもたらした、そのことに私は深く感謝した。

この出会いにより、私は若い人を知る喜びを体験した。若い人のひたむきな心は、私に若いエネルギーを与えてくれる。私は若い人から、そして病む人からも、今もなおしばしば教えられる。私がもし、齢より若く見えるとすれば、その生気《せいき》は若い人からのものかと思い、その環境にあることを感謝したい。

＊1　**エーリッヒ・フロム**
一九〇〇〜八〇年。精神分析学者、社会学者。ナチスに追われてアメリカに帰化。現代社会における人間性の問題を哲学・精神分析・宗教・歴史などさまざまな観点から掘り下げ、考察した。『自由からの逃走』『生きるということ』など著書多数。

＊2　『**死をどう生きたか**』（中公新書）
一九八三年初版。四十五年余の内科医としての経験の中から、特に心に残った患者さん（一八人）と筆者の医師としての人生に深くかかわった四人の人々の真摯《しんし》な生き方を、病を通して追憶した著書。

＊3　『**病む心とからだ**』（日本YMCA同盟出版部）
一九五八年初版。京都大学卒業後の臨床経験や戦後の精神身体医学の進歩を通して、医師や看護師は病気そのものよりも「病む人間」に照準を合わすべきではないかという思いを綴《つづ》った著書。これは、筆者が四十七歳の時、米国留学から帰国六年後に出版したものである。

クリスマス・メッセージから

朋《とも》あり遠方より来たる、また楽しからずや

これは『論語』の学而《がくじ》にある言葉である。私は、一九二四年（大正十三年）に関西学院中学部に入学したが、二年生の漢文の授業でこの言葉を習った。有名な漢文をよく生徒に暗唱させた山田《やまだ》保男《やすお》先生、いつも和服に袴《はかま》の先生の姿を、この句を口にするたびに懐《なつ》かしく思い出す。

誰でも齢をとり、老年になってゆくと、昔の中学や高校時代の先生や友人が懐かしくなる。学校時代の友でなくても、古い同信の友や、一緒に歌い、ともに文学を語った古い友人に会うことは愉《たの》しい。特に病気にかかった時に受けた懐かしい友の見舞いは、心を和《なご》め、会話の中に若い時代が再現されて、さわやかな心境になれることが嬉しい。

老人にとっての若い人との親しい交際は、齢を重ねた先輩に若きいのちが注がれるという効果を招き、老人に生気を与えるものだが、古きよき友をもつことの愉しさは、また趣《おもむき》が異なる。

私は、毎年たくさんのクリスマス・カードや年賀状をいただく。その中には、束《たば》ねたままに放置しないで、いつまでもとっておきたい恩師や旧友からの便り、また長年寝たきりの患者さんからの思いをこめた便りがある。

第二次世界大戦直後の連合国軍占領下《せんりようか》に、アメリカ軍の従軍牧師として東京に駐屯《ちゆうとん》された二年ばかりの間に親しく交わったP・ベレー牧師——彼から、結婚後五十年にわたって伝道生活をともにした夫人が骨の癌《がん》のため、最《さい》期《ご》の日が近いことを知らされたクリスマス・メッセージは、今も大切に保存している。

その中には、よく半世紀も、夫婦で相愛《そうあい》しながら生活できたこと、そして同じ信仰をもち、同じ目標に眼を向けて生活し得たことへの感謝に満ちた文章が書かれてあった。そして、妻に許される幾許《いくばく》かの日を、日々感謝して、召《め》される日を待っているという言葉で終わっていた。

ベレー牧師は戦後、賀川豊彦[*1]牧師の伝道をも援《たす》けた方であった。また、終戦直後の東京で、食糧なし、医療品なしという中、米国から寄贈《きぞう》された医薬品をジープに積んで、私とナースを乗せて、空襲で被害の大きかった下町へ無料診療に出かけるのを助けてくださっていた。

私は、ベレー牧師のメッセージを読みながら、ふとアン・リンドバーグ[*2]が書いた『海からの贈物』（新潮文庫）に書かれてあった文章を思い出して、その中の「牡蠣《かき》」のページをめくってみた。

アン・リンドバーグは、一九二七年に大西洋横断無着陸飛行に成功した有名なリンドバーグ大佐の夫人である。五人の子どもの母親でありながら、自らも飛行機の操縦《そうじゆう》をし、また作家としても活躍された。一九〇六年生まれで二〇〇一年に九五歳で亡くなるのだ。

同じくパイロットであり、フランスの作家でもあったサン＝テグジュペリ[*3]の『人間の大地』の中の言葉を、アン夫人は次のように紹介している。

　私たちは、サン＝テグジュペリが、「愛するとは、決して互いに見つめ合うことではなく、一緒に同じ方向を見ることだ」と言ったのが、本当であることを理解する。

　飛行作家サン＝テグジュペリは、第二次世界大戦末期の一九四四年に出撃中、行方不明になっている。彼は、『人間の大地』と題する作品を彼より四年前に地中海上で死亡した僚友《りょうゆう》の飛行家アンリ・ギヨメに献《ささ》げているが、アン夫人が引用し、私が感銘を受けたのは、その中にあった次の文章である。

　わたしたちの外側にある共通の目的によって同胞《どうほう》たちに結ばれるとき、そのときはじめて、わたしたちは呼吸することができる。また経験はわたしたちに教えてくれる。愛するとは、けっしてたがいに見つめ合うことではなく、いっしょにおなじ方向をみることだ、と。おなじザイルに結び合わされておなじ頂上をめざし、おなじその頂上でいっしょに出会う場合にしか僚友というものは存在しない。(サン＝テグジュペリ著『人間の大地』山崎庸一郎訳・みすず書房)

愛するということ、同志《どうし》と考える基本的条件は、二人が同じ目標を見つめているということを私はしっかりと学んだ。旧約聖書の詩篇《しへん》一二一篇一～二節「わたしは山にむかって目をあげる。……わが助けは、天と地を造られた主から来る」にあるように、二人が同じ山を望むという信仰も、二人の愛や二人の絆《きずな》を固くするものと思う。

もう一つ手元に置いておきたいクリスマス・カードは、私の長い間の患者さんであり、また京都の旧制三高の先輩である松村克己《まつむらかつみ》先生の娘さんからの便りである。私は長い間、松村先生の主治医を務めてきた。その娘さんからのクリスマス・カードにはこう書いてあった。

父は「何かをしようとする時、まず祈ること、祈ってイエス様がニコッとされたらやってみるんだよ」とよく申しておりました。そして毎朝『日々の聖句』（ヘルンフート兄弟団編集、ドイツ語では「ローズンゲン」―筆者注）を読み、祈ることを長い間日課としておりました。私どもと一緒に暮らすようになってからも、朝の食卓で『日々の聖句』を読む習慣はずっとずっと続きました。今も何とかその習慣を続けています。
クリスマスにあたり、父へのご交誼《こうぎ》への感謝の思いをこめて、『日々の聖句1992年版』をお送りします。皆さまの上に主の平安を祈りつつ。

この「ローズンゲン」は四十ほどの国語に訳され、世界中の人々によって、家庭で、病室で、集会で、その日、その日のための聖句が読まれているという。世界の数多くの信仰者の眼がここに集中する。

人生の先輩や信仰の先輩から学ぶことは大きい。

＊1　**賀川豊彦**《かがわとよひこ》

一八八八〜一九六〇年。彼の名は、一部キリスト教会の人を除いては、戦後の人々にはあまり知られていない。しかし、戦前のアメリカ合衆国の人々に一番よく知られていた日本人といえば、昭和天皇、東条英機《とうじょうひでき》、そして賀川豊彦であった。賀川先生は、日本の歴史に残る偉大なキリスト教の伝道者、平和主義者、貧民救済《ひんみんきゅうさい》の社会事業家、そしてまた科学者でもあった。

＊2　**アン・リンドバーグ**

一九〇六〜二〇〇一年。大西洋横断無着陸飛行で有名なリンドバーグ大佐の夫人。リンドバーグが中南米親善飛行の途中、メキシコ駐在《ちゅうざい》大使の令嬢アンと出会い結婚。アンは、五人の子を育てながらも女流飛行家・作家として活躍。『海からの贈物』は、中年以降の女性の生き方を考える本として、従来の吉田健一訳（新潮文庫）に加え、落合恵子にも訳されて（立風書房）評判となった。

＊3　アントワーヌ・ド・サン＝テグジュペリ

一九〇〇〜四四年。フランスの作家であり飛行家。北西アフリカ、南大西洋、南米航路の開拓者。夜間飛行の先駆者《せんくしゃ》の一人。その体験をもとに小説を書いた。一九四四年にコルシカ島に移り、偵察《ていさつ》飛行中、行方不明。その前年に名著『星の王子さま』が出版されたが、これは今なお世界中で愛読されている。小説『人間の大地』も有名。

八十九歳にて歴史を若い人に伝えるパッション

去る年の年頭に年賀状を整理していた中に、『ともしび』という印刷物があった。その封筒に小さな字で、「九十歳に近い老生《ろうせい》は、特別養護老人ホームに入院二年が過ぎ、いま病気回復中の老信徒です」と書いてあった。『ともしび』は、茨城県鹿島町《いばらきけんかしままちょう》にある特別養護老人ホーム（自立できない老人に介護の手を貸して終生世話《しゅうせい》をする公的援助による施設）に入所中の、当時八十九歳の小幡浩《こはたひろし》さんが発行責任者になって出版されている四ページのニュース・レターである。

私に届けられた号は十二月二十五日発行のもので、冒頭《ぼうとう》に「星を仰《あお》ぐ」と題した短いクリスマスのメッセージが載せられ、「信じる者には、人生の最善はいつもその前方にある。若人《わこうど》よ、『希望を星につなごう』」という言葉で文章が終わっている。

編集後記には、「今年四度目の小紙刊行ができて感謝です」とあり、その次に、「白いベッドの個室で三度目の正月になる老生」と書いてある。この号は七二号とあるので、一年四回の出版（季刊）だということから、約十八年前から、つまり七十歳になられてから自宅でこの出版を思いつかれ、日本クリスチャン・ペンクラブ会員と名乗って、自費出版の文書伝道を始められたのであろう。

そうしておられるうちにからだが不自由になられ、介護なしには生活できないということから、キリスト教会経営の特別養護老人ホームであるこのホーム・サントピア鹿島に三年前に入所されたようである。そこで二度クリスマスを迎え、私に年賀状をよこされた年で三度目の正月を特養ホームの居室《きょしつ》で迎えられた。

四ページのわずかな紙面の大部をさいて、キリスト教伝道の歴史が二つ紹介されている。一つは岡山博愛会《おかやまはくあいかい》という、一八九一年（明治二十四年）にアメリカから二十五歳で来日されたアダムス女史による「貧民救済事業」の発《ほっ》足《そく》の歴史が書かれてある。この岡山博愛会は百年の歴史を超える日本最初の社会事業団体であり、その百周年記念講演会に私はかつて招かれて講演したことがある。現在の理事長は、若い時からアダムス女史を助けてこられた更《さら》井良夫《いよしお》牧師が務《つと》められている。

アダムス女史は、岡山に赴任《ふにん》後は、日本赤十字社の看護師の資格をとって、病む貧しい人の家を自転車で訪ねて救済された。岡山に初めて自転車を紹介した人でもあった。

一九三六年、満七十歳となり、四十五年間の奉仕を終えた頃、乳癌《にゅうがん》が発見され、東京の聖路加国際病院で塩田広重《しおたひろしげ》教授により手術を受けられたが、経過がかんばしくなく、二・二六事件の起こった同年の九月に帰国されることになった。

横浜港のジャクソン号に見送りに来られた星島二郎《ほしじまにろう》氏（岡山の第六高等学

校のＹＭＣＡの先輩で元衆議院議長）には、「私が航海中に死んだら、日の丸の旗で包んで水葬《すいそう》してもらいたい」と言って旗を横浜で求められたという。アダムス女史は、骨を埋めるつもりで日本に来られた伝道師であったのである。

さて、もう一つ、この『ともしび』は、小幡浩氏の義理の伯母《おば》である婦人伝道師、青木《あおき》澄子《すみこ》さんにも触れている。新約聖書の日本語訳が完成した一八七九年（明治十二年）に受洗し、八十一歳で召天《しょうてん》されるまで、四十年余り伝道に従事《じゅうじ》された方とのこと。

このような先人の信仰者の貴重な生の歴史は、私たちへの大きな遺産でもある。特養ホームにあってもボランティア伝道者として四ページのニュース・レターの発行が継続されている。その召命感《しょうめい》に私は学ぶところが絶大である。

日本の貧民救済事業やその他の社会福祉事業、そしてまた結核やハンセン病を病む患者の救済事業、さらに明治の教育事業のことごとくは、政府や地方の行政機関によって始められたのではなく、主としてカトリックやプロテスタントのキリスト教会の宣教師によってなされたという歴史を、私たちはもっと学ばなくてはならない。

特養ホームで介護を受ける身でありながら、一人でもできる「歴史」を伝えるという仕事を、高齢にもかかわらず実行されているこの〝高齢の伝道者〟のパッションが、若い人々にも伝わることを私は心から願いたい。私が院長をしている聖路加国際病院も、一九〇〇年（明治三十三年）に東京の築《つき》地《じ》に赴任されたR・トイスラー宣教医によって創立されたのである。

学びたい老いの心境

＊1
ウィリアム・シェークスピアは『お気に召《め》すまま』二幕七場の中で、人間の生涯を七つの時期に分けて、ジェイクイズに語らせている。①幼年期、②学童期、③青春期、④壮年《そうねん》期、⑤中年期、⑥老年期、そして最後の幕切れ前の時期を「第二の嬰児《みどりご》」としてこう表現している。

ひょろひょろの、スリッパはいた間《ま》抜け爺《じじい》
鼻には眼鏡、腰には財布、
よくぞ蔵《しま》っておったのは、若い時分の長靴下、
縮《ちぢ》んだ脛《すね》には、大き過ぎ、雄々《おお》しい昔の大声も、

またもや子供の甲声《かんごえ》で、笛ふくように
ぴいぴい、ぴゅうぴゅう鳴るばかり。さて大詰めの一場、
この奇《く》しき波瀾《はらん》の一代記の大団円《だいだんえん》と申すのは、
第二の嬰児《みどりご》、それからまったくの暗転、
歯なく、目なく、味覚なく、何もない。
(阿部知二訳、岩波文庫)

シェークスピアが死んで約三百八十年。今日の日本ではこのような寂《さび》しい老人の姿とは異なった矍鑠《かくしゃく》とした太った老人も少なくない。しかし、シェークスピアの表現は老いる身にはあまりにも辛辣《しんらつ》である。

この侘《わび》しい老人にくらべ、老いを神さまから与えられた大切な時として、感謝して受け取った人の詩を紹介したい。一九二三年(大正十二年)に日本に来られ、上智大学で教え、後にこの大学の第二代の学長になられたヘルマン・ホイヴェルス神父*2の残された言葉である。

ホイヴェルス神父は、来日四十四年ぶりに生まれ故郷のドイツに帰られたが、その時、南ドイツの友人から「最上のわざ」と題した次の詩をもらわれたそうである。

この世の最上のわざは何？
楽しい心で年をとり
働きたいけれども休み
しゃべりたいけれども黙《だま》り
失望しそうなときに希望し
従順に、平静に、おのれの十字架をになう――
若者が元気いっぱいで神の道をあゆむのを見ても、ねたまず
人のために働くよりも、けんきょに人の世話になり
弱って、もはや人のために役だたずとも、親切で柔和《にゅうわ》であること――
老いの重荷は神の賜物《たまもの》

古びた心に、これで最後のみがきをかける
まことのふるさとへ行くために——
おのれをこの世につなぐくさりを少しずつはずしていくのは、真にえらい仕事——
こうして何もできなくなれば、それをけんそんに承諾《しょうだく》するのだ
神は最後にいちばんよい仕事を残してくださる　それは祈りだ……
手は何もできない　けれども最後まで合掌《がっしょう》できる
愛するすべての人のうえに、神の恵みを求めるために——
すべてをなし終えたら、臨終《りんじゅう》の床に神の声をきくだろう
「来よ、わが友よ、われなんじを見捨てじ」と——

（ヘルマン・ホイヴェルス著『人生の秋に』春秋社）

何と心がすっきりする詩だろうか。このような老いの心境を学びたい。

＊1　**ウィリアム・シェークスピア**

一五六四～一六一六年。イギリスの劇作家。一五九一年から二十年間劇作に専念し、三六編の作品を残した。『お気に召すまま』は喜劇《きげき》と史劇《しげき》の完成期の作品と評価されている。今から約四百年も前にシェークスピアが作品を発表した頃の英国では、栄養や医療が発達した今日の英国とは、老人の姿は格段の差がみられる。ここにシェークスピアが描いた老年期は、今日の英国やまた長寿《ちょうじゅ》の日本では、八十歳かそれ以上の高齢者に当てはまる姿といってよいだろう。

＊2　**ヘルマン・ホイヴェルス**

一八九〇～一九七七年。ドイツに生まれ、イエズス会士となり一九二三年に来日。一九七七年上智大学のSTハウスでのミサ中に死亡（八十六歳十ヵ月）。上智大学学長職を務めたほか、『細川ガラシア夫人』などの戯曲《ぎきょく》二〇編を残された。

最期《さいご》に遺《のこ》したい言葉

私の近著の一つの『病むことみとること』[*1]の中の「再び来ないかもしれぬ季節を思う」の章を読まれたMさんが、私に、正岡子規《まさおかしき》（一八六七～一九〇二年）の『墨汁一滴』を御存じでしょうが、と前置きされて、子規が死ぬ前年に遺《のこ》した短歌を書いてよこされた。

とりあげられた短歌の中から、私の心を特に捕らえた三首を紹介したい。

いちはつの花咲きいでて我目には今年ばかりの春行かんとす

夕顔の棚つくらんと思へども秋待ちがてぬ我いのちかも

いたつきの癒ゆる日知らにさ庭べに秋草の花の種を蒔《ま》かしむ

いよいよ自分の余命は幾許《いくばく》もないと感じるようになっても、たいていの患者さんは、医師が考えるよりも長く生きられるという思いをもつ方が多い。生きるであろうという予測は、もっと生きたいという祈り心にとり代えられるというのが患者さんの心理かとも思われる。スイスの詩人ヘルマン・ヘッセ[*2]は、若い時に自殺を試みたことさえあったのに、晩年になり、八十五歳を越してからの死ぬ前後の遺作《いさく》には、こう書いている。

なお一夏、
なお一冬

私たち人間は、老いる生きもの、病む生きもの、そして死ぬ生きもの。生老病死はすべての人に、四季のように必ず訪れる。

これは何者にも否定できない事実である。そのような人間でありながらも、次のように歌った信仰者がいる。

たとえ、世界が明日終わりであったとしても、私はりんごの木を植える。

これは、あの宗教改革者のマルチン・ルター（一四八三〜一五四六年）が遺した言葉だといわれる。本当にルターの言葉だという強い根拠はないが、生きること、あるいは死ぬことに対してポジティブに生きようとする姿勢を示したルターの言葉だと受け止められている。

ルターの時代というのは中世期の末である。その頃の欧州の人々の心は、誰もが死の不安に悩まされていた。つまり、この時代にはペスト（黒死病《こくしびょう》）が流行して、これに罹《かか》ると、百パーセントの人が死んでいった。一口でいえば、中世期末は、死の時代、暗黒の時代であった。

もしペストが町に侵入すると、その町の人々は全滅した。だからその頃の人々は、今日私たちが考えているよりはるかに強く死に隣り合って生きているという実感をもっていた。「死は、人間にとってはネセサリー・エンド（必然の最期）」（シェークスピア『ジュリアス・シーザー』）であることが当時の人々には実感としてあったに違いない。

私たちが死ぬ時、もし意識があったとすると、どんな言葉を遺したいのか。私の母校の関西学院の創立者であった[*3]W・R・ランバス先生は、病院での臨終の床で、

「私は、常に（あなた方を）見守っているだろう」

という辞世《じせい》の句を遺されて、六十六年の生涯を終えられた。

＊1　『病むことみとること』（日本基督《キリスト》教団出版局）

一九九一年初版。日本基督教団出版局発行の『こころの友』誌に一九八六年四月から一九九一年三月まで五年にわたって連載したエッセイをまとめたもの。人間は病を通しても大きな恵みを得ることができると、筆者が病む人人との出会いの中から体得《たいとく》した思いを綴《つづ》った。

＊2　**ヘルマン・ヘッセ**

一八七七〜一九六二年。スイス（ドイツ生まれ）の詩人、作家。第一次世界大戦よりスイスに居住。小説『郷愁』『車輪の下』『デミアン』『知と愛』などのほか、多くの抒情詩《じょじょうし》がある。一九四六年にノーベル文学賞、同年ゲーテ賞受賞。最近日本に紹介された随筆として『人は成熟するにつれて若くなる』（V・ミヒェルス編・岡田朝雄訳・草思社）がある。この題の言葉は実に力強い。

＊3　**W・R・ランバス**

二〇ページ参照。

低処高思＝質素なる生活、高遠《こうえん》なる思索《しさく》

お正月には、私は毎年のようにたくさんの賀状をいただく。一九九四年（平成六年）にいただいた賀状の中の一枚は、八王子市の大学セミナー・ハウスの綿引二郎《わたびきじろう》氏からの賀状である。

「昨年出会った一冊の本の中になぜか心に残る一文がありました。お分かちしたく、賀状メッセージ（小生には自戒《じかい》の言葉）とさせていただきました」

と前置きし、私の文が紹介されていた。

「人間は宿命的に自己愛《じこあい》をもっています。誰でも簡単に他人を批評しますが、自分のことは鏡に映らないので自分を厳しく批判せず、やたらに人を裁《さば》きます。それでは良い人間関係が生まれません。人間はエゴの価値システム

で生きるか、愛の価値システムで生きるかで人間関係に差が生じます。愛の価値システムとはまず赦《ゆる》すことです。次に耐えることです。エゴをもつ人間にとって人を赦すのはたいへん難しいことです。雪どけの春を待つ雪を積んだ竹の葉のように、耐え忍ぶ時、愛が現れます。怒りの人には良い人間関係を作る場は見えません」(『生きることの質』岩波書店)

こう印刷された賀状の余白に、私信《ししん》が書き添えられていた。

先生が何年か前、先生の看護大学の新入学生を大学セミナー・ハウスにつれてオリエンテーションの合宿をされた時にお世話させていただいたものです。今年の賀状には、先生のご著書の中から、深い感銘を覚えた一文を引用させていただきました。事後報告で恐縮ですが、御礼申しあげます。実は、引用させていただいた本は、旧年中、叔母が日野原先生にいただいた本なのでおすそ分けしますと言って送ってくれていたものでした。不思議なありがたいご縁に感謝しています。

――ご縁と言えば、私は「低処高思」をモットーとする大学セミナー・ハウスに働かせていただき、二十年になります。…………

彼の勤務先のセミナー・ハウスは、私の尊敬する先輩で、三輪《みわ》学苑《がくえん》長の飯《いい》田《だ》宗一郎《そういちろう》氏が終戦[*1]直後に創設された大学生のための施設である。その飯田氏に紹介されたワーズワースの次の詩（一八〇二年、ソネット「ロンドン」）は、私に人生の生き方を反省させてくれたものでもある。

おゝ友よ、われいずれの方《かた》に慰《なぐさ》めを求むべきやを知らず、
今われらが生活は外観のために飾られたるに過ぎざるを、
思えばあまりにも腹だたし。
そは工匠《こうしょう》、料理人、馬丁《べっとう》などのみすぼらしき細工《さいく》――
われらは照り渡る陽《ひ》の下の小川のごとく。
輝やきつつ走らざるべからず、さもなくばみじめなるもの。

われらの最も富める者は、最もよき人と見られ、
自然或は書物の中の壮麗《そうれい》なるものわれらを喜ばすことなし。
強奪《ごうだつ》、貪欲《どんよく》、消費、これぞわれらが偶像《ぐうぞう》、
われらはこれらを崇《あが》むる。
質素なる生活、高遠なる思索は既《すで》になく、
昔ながらの善《よ》き主張の飾りなき美は去り、
われらの平和、われらの敬虔《けいけん》に充《み》つる天真《てんしん》、
家法となれる純粋なる宗教もすべて失《う》せたり。

（『ワーズワース詩集』田部重治選訳・岩波文庫）

ここに書かれた「質素なる生活、高遠なる思索」Plain Living and the high thinking を、岩波茂雄《いわなみしげお》はかつて「低処高思」と訳したのであった。

ところで、その年の七月三日から、「二〇〇〇年までにハンセン病撲滅《ぼくめつ》国

際会議」に出席のために、私はヴェトナム国のハノイ市を訪れ、ここに四日間滞在した。

ヴェトナムは三十年にもわたる戦争を経験し、最後の十五年間は米軍と戦った国である。その痛々しい歴史を、私は現地に行って初めて心に銘記《めいき》した。アフリカのモザンビークなどでは、毎日四万人もの子どもたちが餓死《がし》していることなどを、私たちはテレビや新聞を通してよく知らされるが、その数字や写真は眼には映っても、心に刻みこまれない。百聞は一見にしかず。

WHO（世界保健機関）がヴェトナムの首都ハノイで二八ヵ国からハンセン病学者を集めてこの国際会議を開いた。間もなく紀元二〇〇〇年になるが、幸いにも約十年前から、ハンセン病が新しい複合治療薬で必ず治ることが実証されたので、全世界にこの薬を配給して、ハンセン病の撲滅を期《き》そうとWHOは計画している。

私が理事長をしている笹川記念保健協力財団はWHOの要請を受けて、多量の薬を寄付してきた。この財団が一九七四年（昭和四十九年）に誕生したことについては、初代理事長の石館守三《いしだてもりぞう》博士の貢献《こうけん》が大である。先生はクリスチャンの薬学者として、東大生の頃から何とか実効ある薬を作って、地球からハンセン病を撲滅したいと熱望され、その生涯をハンセン病患者救済に捧げてこられたのである。

私は、この財団の責任者として、WHOとこの国際会議を共催《きょうさい》した。会議中、近郊のクワカス・ハンセン病療養所と保健所を訪れて、三つの化学療法薬を同時に処方した効力の高いMDT剤を多量に寄付してきた。

この国では、寄付された薬剤が横流しされずに、必要なハンセン病患者に渡される。国民は高いレベルで教育されているので、東南アジア諸国の中でも、ハンセン病撲滅運動が最も効果的になされている。そのようなことで、この国の首都ハノイ市で、この会議がもたれたわけである。

北ヴェトナムとアメリカとの間の激しい戦争は十五年も続き、やっと一九七六年にヴェトナムの南北は統一されて今日のヴェトナム社会主義共和国が誕生したが、それからようやく二十年余を経たところである。街の道筋には、野菜や衣類の露店が多く出ている。また、床屋さんが歩道の街路樹の陰で散髪《さんぱつ》している。その料金は日本円で一八円。それに対して、コカ・コーラは一缶五〇円するという。

その風景は、戦後三年から五年の東京の闇市《やみいち》の状況とそっくりで、私は、久しぶりに日本がこれと全く同じ経験を半世紀前にしたのだという実感を生生しく思い出した。これに比し、今日の日本は何とぜいたくであろうか。日本は物の豊かさに心が不感症になっている。

ヴェトナムを訪れて感じたことは、この国民の辛苦《しんく》に耐える忍耐力である。激しい労働によく耐え、勤勉に生きている姿に感銘を覚えた。アメリカとの戦争の始まった時から、七歳から十八歳の子どもに十二年間の義務教育を始め、医学校は、義務教育後六年間の教育を受けるという。そして近年は、四年制の看護大学も発足している。

私はハノイ医科大学を訪問して、将来に向かって成長するこの国の教育の実態をつぶさに見聞きした。

ここでも、私は、英国の詩人ワーズワースの先の詩の一節を思い出した。

質素なる生活、高遠なる思索

現地に学ぶ思いが切である。

＊1 ウィリアム・ワーズワース

一七七〇～一八五〇年。十九世紀前半の英国のロマン派の詩人。ルソーの「自然に帰れ」を実践し、単純素朴な言葉で詩を書いた。人間の文化の中に真実を求めて、永遠の希望と生きることの歓《よろこ》びを求めた。「プレイン・リヴイング・アンド・ザ・ハイ・シンキング」は、親友コウルリジに寄せて書いた有名な十四行詩の一部。

三つのV

一九九四年（平成六年）九月に、私のところに長谷川保《はせがわたもつ》先生を偲《しの》ぶ記念誌『ヤコブの梯子《はしご》』が送られてきた。先生は、この本の出版の五ヵ月前の四月二十九日に九十歳で逝去《せいきょ》された。

先生が理事長をしておられた学校法人聖隷学園《せいれいがくえん》は、浜松市にあり、看護師養成の高等学校（衛生看護科）や衛生短期大学のほかに、四年制の看護教育施設である聖隷クリストファー看護大学を一九九二年に開学した。私はその開学式に招かれ、「看護のアートと学問と愛」と題した開学記念講演を行った。にこにこした先生の温顔《おんがん》に最後に接したのはその時で、それから二年後に先生は召天《しょうてん》された。

長谷川先生は、県立浜松商業学校を卒業し、後に東京神学大学の前身の神学校で約一年神学を学ばれた。二十六歳の時、浜松での結核患者救済のための施設、ベテルホームを作られたのをきっかけに、その後、日本で最初の特別養護老人ホーム(十字の園)を作り、その他、障害者のための施設や病院経営を大規模に行い、既述《きじゅつ》のように看護師の養成にも努力してこられた。また、一九四六年(昭和二十一年)から十七年間、代議士として日本の福祉政策の推進《すいしん》役として活躍された。

日本の社会事業の先覚者《せんかくしゃ》・阿部志郎《あべしろう》氏は、長谷川保先生のようなキリスト者の社会事業家、それのみならず教育家、政治家は今後には期待するのが難しい人材であると弔辞《ちょうじ》で悼《いた》んでおられた。

私は、記念誌の『ヤコブの梯子』という誌名に関心をもち、早速一気に目を通した。そこには、旧約聖書の創世記第二八〜二九章のヤコブの梯子の話が書かれてあった。かいつまんで述べると――。

ヤコブというのは、イエス・キリストの系図の祖とされるアブラハムの子のイサクの次男である。彼は両親と住む故郷を離れて自立するために一人旅に出た。彼は孤独と不安の中で、荒野で石を枕《まくら》に野宿する。そしてその夢の中で、一つの梯子が天から地に向かって立てられており、神の遣《つか》わされた天使が、その梯子を上り下りしている姿を見た。そして、その梯子のかたわらに立つ神がヤコブにこう言われた。

「見よ、わたしはあなたとともにある。あなたがどこへ行っても、あなたを守り、あなたをこの地に連れ戻そう。わたしは……決してあなたを捨てない」

　翌朝早く、ヤコブは自分が枕した石を取り、それを石の柱として立て、その上に油を注いだ。そしてその場所を畏《おそ》れ多い「神の家」（ベテル）と名づけ、ここは天の門だと言った。

　ヤコブは、これからの道中は神が共にいてくださるという信仰のもとに旅を続けたという。

つまり、この記念誌の誌名は、天と地をつなぐもの、という意味を汲《く》んでつけられたのであろう。

長谷川氏は、先にも触れた通り、結核患者のための施設を作り、ここをベテルホームと名づけた。その後、教会を建てたり、老人ホームや障害者施設、学校を建てたりする時には、いつもヤコブの梯子を、神から自分に与えられた救いの梯子と信じて、勇気をもって新事業を始められたという。長谷川氏は、精神はいつも梯子の上はるか高い天を目指し、そのからだは梯子が地上に接する、すなわち梯子の下の地の上に広がっている人間の世界にあって、罪の許しを願いながら、惜《お》しみなく愛の実践に全力投球されたのだ。

長谷川氏は夫人とともに、カルヴァン*1から学んだ質素な生活を送りつつ、与えられるすべてのものをニーズのある人々に捧げ尽くして生きてこられた。ヤコブの梯子が天に続くところに長谷川氏はビジョンの焦点を合わせて、神の庇護《ひご》を受けつつ、勇気ある行動を示されたのだった。

長谷川氏の記念誌の編集委員の一人の西村一之《にしむらかずゆき》牧師は、長谷川保氏の生涯と働きとは、ベテル（神の家）経験を基点とした起死回生《きしかいせい》の連続だったと述べておられる。

私はビジョンという言葉がとても好きである。ビジョンは、愛に負けないパッションに満ちた言葉だと思うからだ。医学的には、ビジョンという言葉は視力として使うことが多い。visual field というと視界である。

高いところに昇ると視界が広くなる。視界を広くするには、高い方向に足を動かすという行為が具現《ぐげん》されなくてはならない。そうだ、歩くという行為によって、私たちの視界は広がっていくのだ。

京大の哲学科の教授で、文化勲章を受章された田中美知太郎《たなかみちたろう》[*2]先生は、「行為と自己」（『新潮』一九六五年二月号）の中でこう述べておられる。

わたくしたちの行動範囲は、わたしたちの視界よりも狭いのが普通である。……

われわれの運動と共に、視界もまたひらけて来て、更に遠くが展望されるから、われわれの足はついにわれわれの眼を追い越すことはできないのである。……歩くということは、わたしたちの視界を一歩一歩更新《こうしん》させて行くわけで、わたしたちの見る世界が一つにまとまるのを、不断《ふだん》に打破《だは》しつづけていることにもなる。

ビジョンはいつも高く持て、と私の父[*3]は私が若い時によく話してくれた。父は三つのVを説いていた。第一は Vision のV、次に必要なのは第二のVすなわち Venture 、勇気ある行動である。これは歩き続けるという行為、しかも、高い方向に向かって足を動かすという勇気ある行動を続ければ、自己が高められ、より広く広がった視界からパッションを身に受けることができるということである。

最後に受けるのが神からの祝福、すなわち Victory であり、三つ目のVなのである。

＊1　カルヴァン

一五〇九〜六四年。フランス出身の宗教改革者。ルターの書物より感化を受け、質素で厳格《げんかく》な生活を実践した。主著に『キリスト教綱要《こうよう》』。学者でありながら、ジュネーブ、フランス、ネーデルランド、スコットランドの宗教改革を助けた。カルヴァンの思想をもつカルヴィニズムは、各国の精神文化に影響を与え、十七世紀イギリスのピューリタン革命もカルヴィニズムの思想的基礎の上に実行された。アメリカ開拓のピルグリムファーザーズおよびアメリカの独立宣言の背景も共通している。これらの権利主張は自己自身に対する純潔《じゅんけつ》と規律の厳格な要求と結びついていて、抵抗の姿勢は良心および教会の規律の厳しさ（たとえば聖日厳守《せいじつげんしゅ》）とも関連している。明治初年に日本に伝道したプロテスタント宣教師の多くがこの流れに属したことから、日本でも多くの信奉者《しんぽうしゃ》をもった。

＊2　田中美知太郎

一九〇二～八五年。西洋古典学者、哲学者、文明批評家。京都帝国大学文学部哲学科選科修了。法政大学、東京文理科大学を経て、京都大学文学部教授。古代ギリシア哲学研究に生涯を捧げ、晩年は特にプラトン研究に専念され、プラトンに関する著作も多い。

＊3　父・日野原善輔《ひのはらぜんすけ》

一八七七～一九五八年。山口県萩市生まれ。十四歳でキリスト教に入信後、神戸の関西学院普通部および高等学部で学び、山口の中学の英語教師を務めた後、一九〇一年、アメリカ合衆国ノースカロライナ州トリニティ大学（現・デューク大学）文学部、同大学院で英文学、神学を四年間学ぶ。いったん帰国後、再度アメリカ留学。ニューヨーク市ユニオン神学校で二年学ぶ。一九一三年に帰国し、大分、神戸での牧会《ぼっかい》ののち広島女学院院長などを務める。筆者は次男にあたり、父の二度目の留学中に出生したので、父により重明（明治時代に重ねて留学）と名づけられた。一九五七年、教会堂新建築の募金計画を展開するために渡米中、翌五八年、バージニア州リッチモンド記念病院で死去。

息子から見ての父は、信仰の人、努力の人、実践の人であった。心の底から「骨になるまで伝道をしたい」と願い、その願い通りに生涯を送った。

患者との出会いに学ぶ

真の生とは出会いである

私たちの人生は、私たちそれぞれが、出会った人との絆《きずな》によって方向づけられたり、力づけられたり、また、今までの第一のロケットの軌道《きどう》が、第二のロケットの軌道に修正されたりして生かされてゆくものだという思いを、私は最近強く持っている。

今日まで、私は内科医としての生活を六十年もの長きにわたって過ごすことができた。その間に、多くの患者さんに出会い、私よりも人生の経験ある年配の患者さんからも、からだや心の悩みを打ち明けられて今日に至った。

最近、私が往診《おうしん》する患者さんの多くは、私より年長であり、九十歳代を今なお矍鑠《かくしゃく》として生きておられる方や、もう外出もできなくなって寝たきりに近い状態になっておられる患者さんである。このような私より長い人生の旅を続けた方々から、私は、生きることの喜びや悲しみの生《なま》のストーリーを告げられてきた。

それらの患者さんのからだや心に関する率直な告白から、医師対患者との立場で結ばれる関係を越えて、人生の先輩と私という人間関係の中に、私が生きる上での大切な示唆《しさ》やエネルギーが与えられてきた。

他方、私が主治医として長い間お世話した患者さんの息子さんや娘さんから寄せられた、故人を偲《しの》んでの私への感謝の言葉にふれると、私が感謝されるようなお世話が本当にできたのかと、自ら訝《いぶか》ることさえある。患者さんは亡くなっても、医師としての務《つと》めに対して遺族の方々から感謝されると、超多忙の毎日ではあっても、医師という職業を選んでよかったなとつくづく思い、感謝の心でいっぱいである。

シュヴァイツァー[*1]が医師として務める自分の立場を感謝したように、私も感謝したい。彼は自著『わが生活と思想より』[*2]の中に、こう書いている。

私が直接物質的な仕事（医療―筆者注）に従事《じゅうじ》しながらなお精神的領域に於《お》いても活動するを得ることは、これを思うごとに深い感動なきを禁じえない。（竹山道雄訳・白水社）

私は、患者さんに何かを与えたというよりも、裸の、気取ったところのない病《や》む人々から学んだことの方がはるかに大きい。私と患者さんとの出会いは、私にとってはどれも大切な出会いであった。人はよき友との出会い、よき師との出会い、妻との出会い、愛するものとの出会い、それらの出会いによって二人の人間の絆が結成され、人の生き方は強められ、また、生きる意義や喜びが体験される。

「真の生とは出会いである」（マルチン・ブーバー*3『人間とは何か』児島洋訳・理想社）ということを私は強く実感する。

＊1　**アルベルト・シュヴァイツァー**
一八七五〜一九六五年。フランス人の神学者、哲学者。シュトラスブルク大学神学部の教授であり、パイプオルガンの演奏家だったが、一九〇五年、アフリカへの医療伝道を決意し、医学を学んで三十六歳で医師となり、赤道直下のコンゴ・ランバレネに移住。現地の人のために病院をつくり、人類愛に燃えた医療伝道を行った。一九五二年、ノーベル平和賞を受賞。

＊2　**『わが生活と思想より』**
これはシュヴァイツァー博士の自伝であるが、このほかに『水と原生林のはざまにて』など。また『シュヴァイツァー著作集』全二〇巻が、一九五六年から一九七二年まで白水社から刊行された。

＊3　**マルチン・ブーバー**
一八七八〜一九六五年。ユダヤ教徒の哲学者で第二次世界大戦中はナチス

の弾圧《だんあつ》を受けた。人との交わり、出会いを重視し、『我と汝《なんじ》・対話』や『かくれた神』の名著がある。

癌《がん》と六年間闘った婦人に学ぶ

五十七歳の時、Ｙさんに乳癌が発見された。その時にはすでに肝臓に転移があり、乳癌の手術を受けたあと、転移した肝臓の一部切除の手術も受けられた。三年後には、肺への転移のために、さらに肺葉《はいよう》切除手術も受けられた。

北国に住むこの婦人は、私の書いた本を読み、私の出演したテレビやラジオの放送を見聞きされて、時折私に便りをくださっていた。

Ｙさんが私にくださった手紙から、その一部を紹介しよう。治療のために二ヵ月近く病院に入院され、一時退院が許されて帰宅された直後に投函《とうかん》されたお手紙である。

……つらくて苦しい治療でしたが、聖書の御《み》言葉に支えられ、主の御《み》使いとしか思えないような時を得た先生のお見舞い状に力づけられました。入院中、友人から届いた『こころの友』[*2]で日野原先生の「病者の祈り」[*1]を拝読しました。その中に、神学者ニーバーの祈りが紹介されていました。その祈りの言葉を私は繰り返し読みました。私も変えることのできるものとできないものを見分ける知恵をいただきたいとしみじみ思いました。発病以来四年過ぎました。ともすれば怠惰《たいだ》な生活に陥《おちい》り、神様の御《み》心さえも忘れそうになると、私の病は頭をもたげてくるように思えます。何となくぐちになって参りました。どうぞお許し下さい。

入院によって簡易保険から見舞い金をいただきました。先生の計画中のホスピスの病室の花入れの一個としてでも備えていただきたく、もらった見舞い金を献金《けんきん》させていただきます。同じ病気で悩む方達の花でも慰《なぐさ》めになれたらうれしいと思います。

私はこのお手紙を読んで心打たれた。病の中にありながら、これほどの純な信仰はまれだと思った。

「病者の祈り」の続きを書こうとして、『祈りの花束』（ヴェロニカ・ズンデル編・中村妙子訳・新教出版社）を読んでいた時、この婦人の心に答えるブレーズ・パスカル（一六二三〜六二年）の信仰厚い祈りを見つけたので、これを婦人へのお礼の手紙に入れた。

主よ、いまから、あなたの御用のために、あなたとともに、またあなたにおいて、役立てる以外には、私が健康や長寿をいたずらに願うことがありませんように、あなたお一人が、私にとって何が最善であるかをご存じです。ですから、あなたがご覧になって、もっともよいと思われることをなさって下さい。御心のままに私に与え、また取り去って下さい。私の意志をあなたのご意志に従わせて下さい。そしてへりくだった、まったき従順の思いをもって、きよらかな信仰を保ちつづけ、あなたの永遠の摂理《せつり》によるご命令を受け取ることができますよう、そしてまた、あなたから与えられるすべてのものを、讃美《さんび》することができますように。

パスカルはフランスに生まれ、数学の天才といわれ、また若くして近代の水力学の基礎となる流体の圧力伝播《でんぱ》に関する「パスカルの原理」を発見した。

そのパスカルが三十一歳の時に、深い霊的体験をもち、科学者、哲学者の域を越えてアブラハム、イサク、ヤコブの神を発見した。そしてその時の霊的体験の気持ちを書き記したものを上着の裏に縫い付けて、生涯それを離さずに生きたといわれている。彼の信仰心や哲学を記した文章は未完のまま、あの有名な『パンセ』と題して死後出版された。彼は信仰を理性より高い次元において理解した科学者といえよう。

さて、六十二歳になられたその婦人からいただいたお手紙にはこうあった。

一ヵ月前に九十七歳の父を逝《な》くしました。父を失うことも、病気することも悲しいことですが、それで信仰の友Kさんが得られたことは感謝です。昨年ひな人形をしまう時、来年はこの人形に会えるかと切《せつ》ない思いでしたが、今年も会うことができ、また昨年と同じような思いをしながら、先日人形をしまいました。一日一日を胸をどきどきさせながら生きております。

その次の手紙には、「今度は、転移があっても手術は無理です。しかし、癌の発病以来五年も生かせていただきました。どのようにして死の時を迎え入れるか、それを学んで生きたいと思います」とあった。

その後、この婦人を文通で励《はげ》ましてこられた八十歳過ぎの私の患者のK夫人から、この方の容態が悪くなって近く再入院されるという連絡を受けたので、私は早速お見舞いの手紙をさしあげた。自筆のご返事がいただけるかどうか、私は毎日、胸をどきどきさせながら便りを待ちこがれていたが、私への返信はないままに亡くなられた。

人間は、結局は裸で、この地上を去る日が来る。そのことを、自分の両親や友だちの死を通して誰も百も承知している。しかし、死が間近《まぢか》に迫《せま》るまでは、多くの人は、人間がどうあるかということよりも、どう持つかということに心を奪われがちになる。

持つこととあることの違いについては、エーリッヒ・フロム[*3]がその著『生きるということ』（佐野哲郎訳・紀伊國屋書店）の中で語っている。

フロムは、人間の発達の最高段階に到達するためには、「所有を渇望《かつぼう》してはならない」という仏陀《ぶつだ》の言葉をひき、そして、次にイエスの言葉をひいている。

自分の生命を救おうと思うものは、それを失うであろう。しかし、私のために自分の生命を失うものは、それを救うであろう。（ルカによる福音書九章二四節）

持つことと、あることの選択を、死よりどれほど手前にするかということが、限りあるいのちの所有者である人間の一人一人に問われているのだと思う。

＊1　「病者の祈り」

私は一九八六年四月より毎月『こころの友』（日本基督《キリスト》教団出版局）に「病むことみとること」というコラムを連載してきた。「病者の祈り」は、一九九〇年八月号に掲載されたもので、それを読まれた感想を送ってくださった。

＊2　ラインホルト・ニーバー

一八九二〜一九七一年。アメリカのプロテスタント神学者。ニーバーの祈りというのは、アメリカ合衆国マサチューセッツ州の小さな教会で一九三四年の夏に説教した時のもの。全文は次の通り。

神よ、
変えることのできるものについて、
それを変えるだけの勇気《カレイジ》をわれらに与えたまえ。
変えることのできないものについては、
それを受けいれるだけの冷静《セレニティ》さを与えたまえ。
そして、
変えることのできるものと、変えることのできないものとを、
識別する知恵《ウィズダム》を与えたまえ。

この祈りは、第二次世界大戦中、兵士たちのために印刷され、それが戦後、日本には『リーダーズ・ダイジェスト』で紹介された。それを読んだ作

家の石川達三《いしかわたつぞう》氏が、この祈りに関して感動的な文章を一九四八年（昭和二十三年）に書いたことを、ニーバー研究神学者の大木《おおき》英夫《ひでお》教授が紹介している（大木英夫著『終末論的考察』中央公論社）。

＊3　**エーリッヒ・フロム**

三四ページ参照。

終《つい》の日の遠くない日に書かれた遺書

Yさんへのお返事に「パスカルの祈り」の言葉を同封したことは先に書いたが、その後、彼女の癌は全身の骨に転移して、一九九一年十月二十六日に六十二歳十ヵ月で天に召《め》された。

十二月の暮れにその方のご主人から、喪中《もちゅう》のため年末年始の欠礼《けつれい》のご挨拶《あいさつ》状《じょう》があり、その余白に、「遺書が見つかりましたからお送り申しあげます」と一筆され、遺書が同封されていた。

死んでゆく方から遺書をいただいたのは、私のそれまでの生涯中では初めてのことである。一度も会ったことはないが、彼女は私の書いたいくつかの本の読者であり、また、私のテレビでの放送を何回も見たと今までの文通に書かれていた。次の文が私への遺書の全文である。ただ書かれた日付はないが、もう間もなくペンをとる体力がなくなると予感されての私への最後の訣《わか》れの手紙である。まだ字は乱れておらず、むしろ一字一字しっかり書かれていた。

日野原先生、主のお恵みにより、お元気でお勤めのことと存じます。人生の冬の季節に入って、先生を知り得たことは、私にとって何よりの幸せでした。乳癌の手術をして丸五年、吹雪のこともありました。でも時折訪れる小春日和《こはるびより》のような日々に、私は、神さまに感謝しながらすごして参りました。

ことにパスカルの祈りをいただいてからは、主の御用がなかったら、いたずらに長生きは願うまいと思えるようになりました。そして、一日の終わりに、今日は主の御用を勤めることができたかしらと反省の祈りをいたしました。いよいよ、終《つい》の日ももう遠くはないような気がしてペンをとったのでございます。先生、ありがとうございました。神の栄光のため長生きなさってください。さようなら。

この遺書の中には、「パスカルの祈りをいただいてからは、主の御用がなかったら、いたずらに長生きは願うまいと思えるようになりました」とある。ご自分の最期《さいご》を静かに受《う》け容《い》れられたその心の内がうかがわれる。

この方の娘さんからは、お母さんの誕生日（十二月四日）の翌日と説明された日付で次の葉書が私に届いた。

先生が母に書いてくださったパスカルのことばを、私も心の支えに生きたいと思いました。

もう一度、前に戻って「パスカルの祈り」を目にしていただければ幸いである。

高齢の夫人への愛の介護――ヨブの嘆《なげ》き

川野《かわの》正七《まさしち》先生は、日本心臓財団の「歩け歩け運動」や「禁煙運動」で十年ほど前から知り合いになった長崎のクリスチャン医師である。戦前、同志社大学神学部を中退し、兵役《へいえき》につき、戦後は医学を志《こころざ》して長崎大学医学部に入学し、ここを卒業し、外科医として働いてこられた。今（一九九六年）、七十四歳になられる。

先生からいただいた便りに、次のことが書かれていた。高齢の奥さんが骨折療養中に重ねて転倒して骨を痛め、その痛みのため、自宅で長期安静を要することになった。先生しか介護する人がなく、今、全国を旅しての禁煙運動や、その他すべての活動を中止しなくてはならなくなった――そうしたことへのやるせなさが、ワープロで打たれていた。

夫人の昼夜《ちゅうや》を通しての介護の中、教会への涙ぐましいご奉仕も続けておられる先生からの便りを読んで、忙しい忙しいといって諸活動に駆け回っている私は、強いインパクトを受けた。少し長いが、先生の許可を得て、それを次に紹介したい。

家内《かない》は、痛みが激しくなるので、寝返りが難しく、一人で起き上がることもできません。そこでポータブルの便器で用を足させようとしますが、私が手伝っても、腰をかけるまで悲鳴《ひめい》の連続です。……痛みは軽くはならず、体力は弱る一方。

病院に預ければ私は楽になるのでしょうが、家内は入院がいやなのです。眠れないといっては夜中に何度も私を起こして、飲み物や食べ物を請求することができなくなるからです。夜中に看護婦さんに用を足してもらうことも遠慮《えんりょ》する家内が、いつでも気《き》兼《が》ねなく用を頼《たの》めるのは私だけだからでしょう。

今年の一月三日、聖日の新年礼拝の講壇《こうだん》をルーテル教会から頼まれていたのを、家内のことで都合が悪くなったと断りたくても、連絡がとれず、姪《めい》に留守を頼んで出かけました。無牧《むぼく》のその教会に集まった会衆はたったの五人でした。

広い教会の講壇に上って少数の信者を見た時、ちょうど昭和二十年一月初めの最初の日曜に、はじめて日本キリスト教団長崎古町教会を訪ねた時の光景が思い出されました。この戦時下の新年礼拝の会衆はたったの一人。今の家内ミワさんだけだったのです。誰も来ない玄関で、最初に顔をみせた私を喜んで迎えてくれました。牧師は疎開中と聞かされ讃美歌を選び、聖書の講解を申し出ました。

礼拝が終わった時には会衆は三人に増えていました。無牧の牧師館が軍から借り上げられそうになり、「牧師館に住み込んで」と頼まれました。間もなく終戦となり、新牧師が就任すると決まり、私の世話もしていたミワさんも用済みとなり牧師館を出なければならなくなりました。その時「私も一緒に参ります」と私の同伴者になってくれた十一歳上の彼女が今の私の家内です。食糧事情が最悪の中で医学生の私と所帯をもった家内は苦労の連続でした。以来家内は何もかも私に捧《ささ》げ、すべてのことに協力して今日まで尽くしてくれました。

満ち足りた安らかな晩年を過ごしてもらいたいのに、このように不自由な身体となり痛みに苦しまねばならないとは——私の今日までの働き、禁煙運動などに協力してくれた家内が、今八十六歳の高齢で苦しみを受けて日々弱っている姿をみなければならないとは、神の愛と摂理を信じることが難しくなります。

川野正七先生は、聖書のローマ人への手紙五章三〜四節、「然《しか》のみならず患難《かんなん》をも喜ぶ、そは患難は忍耐《にんたい》を生じ、忍耐は練達《れんたつ》を生じ、練達は希望を生ずと知ればなり」(文語訳)の聖句を引かれ、「ヨブの嘆き」と題して私に手紙をされたのだった。

旧約聖書には、四十二章にわたって書かれた長文のヨブ記[*1]がある。これは、ヨブの苦難の生涯の記録である。最初は、地上では非常に祝福された生活を与えられていたが、一転して次々と襲うあらゆるこの世の苦しみに悩まされながらも、神を信じ通した敬虔《けいけん》な信者の記録である。彼は、一朝にしてすべての財を失い、一〇人の子どもまで失い、難病を病《や》むという経験にもかかわらず、聖《とうと》い神への信頼と忍従《にんじゅう》をもって信仰を貫《つらぬ》き、最後には神に祝福された人である。

川野先生にとっては、旧約聖書のヨブ記こそが、身も心も支えてくれるものであったと思われる。

＊1　ヨブ記
旧約聖書の中の一書。地上のあらゆる苦難を受けても神を信じぬいた敬虔

な信仰者ヨブ（Job）についての物語である。優れた苦難の文学の古典ともされる。自分ほど不幸な人間はないと思っている方には、一度読まれることをおすすめする。

五十五年間病んだヨブの妹

萎《なえ》し手の扇《あお》ぐ扇子《せんす》の重きかな
ふと思ふ走りて見たし走馬燈《そうまとう》
――今西節子《いまにしせつこ》

これは、七十二歳で召天《しょうてん》された今西節子さんが死亡一年前に遺《のこ》された俳句である。

節子さんは、十七歳の時から難病にかかり、当時は病名が分からず、あちこちの病院を転々とされたが、ついに両手の指の破壊性関節炎と診断され、四十五年間の入院生活のあげく、東京都町田《まちだ》市の特別養護老人ホーム「清風《せいふう》園《えん》」に十年間入所された。そして、十七歳から丸五十五年間という長い闘病生活の後、この施設で逝去《せいきょ》されたのである。一九六一年、J大学病院に入院されてから五年目のペンテコステの聖日《せいじつ》に受洗《じゅせん》され、以後三十年間の信仰生活を病床の中でもたれた。[*1]

この病気は手足の関節を破壊し、手の指はだんだんと萎縮《いしゅく》してしまい、指の用をなさなくなる病気であり、いわば指の先がだんだん細く短くなって、手などはまるで赤ちゃんの握りこぶしのようにしぼんでくる難病である。

私が一九八六年に清風園を訪れた時が最初の出会いで、その後文通や、彼女の隣の軽費老人ホームに入所されている八十七歳の私の患者のKさんから、折々に彼女の動向を知らせてもらっていた。

節子さんは、車椅子での長年の生活と、そして最後は寝たきりになられたが、その子どものおにぎりのような手に筆を差し込んで、絵や俳句をかかれ、私にも何枚か送ってくださった。

一九七四年（昭和四十九年）十一月十日発行の、近くの日本キリスト教団狛江《こまえ》教会の会報にはこんな一文が投書されていた。

私は日本でもまれな――今までの患者数は約一〇人とか――指の変形、萎縮、骨の溶解など、現在の医学では治療不能の病気になって約三十三年になります。これからも生涯この重荷を背負っていくわけですが、この期間、精神的、肉体的、経済的の苦難は、弱虫の私には実に厳しい試練でした。「神は苦しむ者をその苦しみによって救い、彼らの耳を逆境によって開かれる」（ヨブ記三六章一五～一六節）[*2]と聖書にはありますが、無神論の傲慢《ごうまん》な私は神さまのお話を聞いてもなかなか心の目が開きませんでした。そんな私に、神さまは愛の手を差し延べてくださいました。隣室《りんしつ》に入院していた男の患者さんが退院後キリスト教に入信、久しぶりに見えられた時の変わり方に、そして言葉までもが落ち着いて、その人格のすばらしさに感動してしまいました。このように人間を変えるキリスト教に心を打たれました。それからいただいていた聖書をまじめに読み始めるようになったのです。

その文の最後には、コリント人への第一の手紙(一〇章一三節)の言葉が書いてあった。

あなたがたの会った試練で、世の常でないものはない、神は真実である。あなたがたを耐えられないような試練に会わせることはないばかりか、試練と同時に、それに耐えられるように、のがれる道も備えて下さるのである。

去る九月二十七日の狛江教会での葬儀に出席した八十歳を越えた彼女と同信の友Kさんは、「心洗われる感激を受けました生命の終わりでございました」と私にその様子を知らせてくださった。

病むことが神の証《あかし》であったこの患者に学ぶこと絶大である。

＊1　**ペンテコステ**
キリスト教の聖霊降臨日《せいれいこうりんび》。復活祭、クリスマスと並ぶ三大祝日の一つ。

＊2　**ヨブ記**
九九ページ参照。

「天にある永遠の家」に凱旋《がいせん》した一信徒

一九九一年（平成三年）の十一月二十三日、立川駅前キリスト教会（センド国際宣教団）の信徒で、地域の人々へのキリスト教宣教活動をしておられる富士野勉《ふじのつとむ》氏の依頼を受けて、国分寺駅ビルで講演をしたことがある。

その際に紹介されたのが、同教会員の田中ヒカル夫妻であった。ご主人は、もともと画家であったが、六年間の結核闘病後二十五歳で入信され、以後三十八年間、いのちのことば社の文書伝道の編集、デザインの仕事を続けてこられた。

私がお会いした時に、『マイ・スケッチブック』と題した画集をもってこられた。文書伝道にいのちをかけての半生が絵と文章とで描かれている。この中には数多くの素晴らしい野の花のスケッチもある。

　この田中ヒカルさんが一九九二年十月二十二日に、肝臓癌《がん》のために、発病三年後、東京都内のT病院で亡くなられた。たまたま私の義弟《ぎてい》が同室に入院しており、同室の隣の病床から、同じ癌の痛みで悶々《もんもん》としていた私の義弟を慰め、励ましてくださった。そのため義弟は、若い頃の信仰を取り戻し、不治の病を受容《じゆよう》して、家族に訣《わか》れの言葉を残して九月十日に死亡した。それから約一ヵ月して、ヒカルさんは天に召された。

　ヒカルさんは、術後の肝臓癌がいよいよ進行し、黄疸《おうだん》と局部の痛みが増す中で、もはや死が近いことを自覚された。そこで、筆を持てるうちにということで、痛みの中にも一息ついてはまた一筆というテンポで、家族や友への訣れのメッセージを残された。義弟を見舞った日、義弟と同室におられたヒカルさんとはからずも出会った私は、義弟の魂の救いのためのお祈りと励ましに対して厚く感謝し、ヒカルさんと握手した。

　その後の経過はどうかと案じて私が夫人に手紙を書いたその日に、ヒカルさんは召天されたのだという。

お葬式では、「教会の皆さんさようなら！」と題したお訣れのことばの小冊子――その表紙にはフィリピンの国花でレイに用いられるサンタンフラワーがカットとして描かれていた――が、美和夫人の会葬《かいそう》感謝のことばとともに会葬者に渡された。

ヒカルさんの「訣れの言葉」は、詩篇《しへん》三九篇の四、五節（新改訳）で始まる。


主よ。お知らせください。

私の終わり、私の齢《よわい》が、どれだけなのか。

私が、どんなに、はかないかを知ることができるように。

ご覧ください。あなたは、私の日を手幅ほどにされました。

私の一生は、あなたの前では、ないのも同然です。

まことに、人はみな、盛んなときでも、

全くむなしいものです。

そして、「主に愛されている立川駅前キリスト教会の兄弟姉妹の皆さまへ……」以下、七ページの文が書かれ、次の言葉で終わっている。

私は、まもなく主の御許《みもと》にまいります。「よくやった。良い忠実なしもべだ」（新約聖書マタイによる福音書二五章二一節）――天国の入り口でイエスさまからのこの一言のお声（きっとすばらしいお声でしょうね）だけが私の望みです。

残してゆかねばならない最愛の妻……、それから、まだイエスさまの十字架の救いにあずかっていない方々、一日も早い機会にぜひとも天国へのパスポートを今のうちに、手にして下さい。天国の名簿にあなたのお名前が早く記されますように。

「あなたがたの名が天に書きしるされていることを喜びなさい」（新約

聖書ルカによる福音書一〇章二〇節)

それでは皆さん、天国でお待ちしています。さようなら！　ハレルヤ！　シャローム！

ヒカル画伯こそ、イエスの弟子パウロが言った次の言葉のごとく世を去った信仰の勇士だと思う。

わたしは戦いをりっぱに戦いぬき、走るべき行程を走りつくし、信仰を守りとおした。(テモテへの第二の手紙四章七節)

死を覚悟しての最期《さいご》の牧会《ぼっかい》

　私は、生涯の終わりが近い患者さんからのクリスマス・カードを大切に保存している。その中に、東京・狛江《こまえ》教会牧師であった渡辺保《わたなべたもつ》先生からのカードがある。

「神はそのひとり子を賜《たま》わったほどに、この世を愛して下さった。それは御子を信じる者がひとりも滅《ほろ》びないで、永遠の命を得るためである」（ヨハネによる福音書三章一六節）

　という聖句のあと、クリスマスおめでとうございますと挨拶された次のようなお便りである。

本年は当教会の三十五周年の記念伝道礼拝（一九九一年九月）に貴重なお時間を割《さ》いて御奉仕くださいましたうえ、私のためにわざわざ病院までお見舞い賜り厚く御礼申します。皆さまのお祈りに支えられて入退院を繰り返しています……。

狛江教会の信者の方々は、入院中の牧師に、狛江地区の伝道礼拝のＰＲを教会員が熱心に展開したので、私を説教者とする記念礼拝が大成功に終わったというニュースを届けたいという気持ち一杯で、早速それを報告したのであろう。この教会の平素の日曜礼拝の出席者は一三〇名ぐらいだというのに、当日は礼拝堂のほか、第二、第三会場を設けて、出席者総数は三四〇名、そのうち教会の礼拝に初めて出席されたという新来会者は一六五名に達した。

私も礼拝説教を終えた後、渡辺牧師が入院しているＴ病院に牧師をお見舞いに行き、記念礼拝が盛大にもたれたことを報告してあった。それを聞かれた牧師は非常に喜ばれた。

私は牧師の主治医に、牧師職にあられる渡辺先生の心境と立場を直接伝えたところ、主治医は、手術ができないほどに進行した肺癌の見通しをご当人に率直に告げられることを約束された。勇気ある[*1]インフォームド・コンセントである。

渡辺牧師は、その後化学療法を何回も繰り返し受け、その間をみては短期間帰宅されて、できうる限り説教壇に立たれた。そして肺癌の診断を受けられてからちょうど一年後の八月十八日、病院にて召天された。私が計画していたホスピスの完成を待ち切れずに。

死亡前一ヵ月間は呼吸困難が先生を苦しめたが、「天国が慕《した》わしい」「皆様ありがとう、皆様によろしく」「神さま、牧師として用いてくださって感謝です」と繰り返された。

渡辺牧師は肺癌の診断を受けられた翌々月の一九九一年十月号の教会の月報に、「主よりの平安」と題して次の文を寄せられていた。

今年の夏から咳《せき》が続き、肺癌があることが分かり、抗癌剤の治療を受けることになりました。……私自身としては試練の中で、いよいよ主の贖《あがな》いの確かを覚え、揺るぎない平安の中にあることを感謝しています。……「われわれの神、主は、われわれが呼び求める時、つねにわれわれに近くおられる」ことを痛感《つうかん》して喜んでいます。

ここ数年間、愛する教会員やその配偶者、ご家族などの多くの方を癌で失っています。この癌戦争の戦場において、どうして皆さんの痛みを共感することができましょう。

私は皆さんの牧師としてこの病気に冒《おか》されたことの意味を深く思い、皆さんの痛みに参与《さんよ》する者にされたことを喜んでいます。……苦しむ民を導く牧者《ぼくしゃ》はみずから苦しむものであることがふさわしく、私たちの大牧者、主イエス・キリストはまさしくそういう人でした。

渡辺牧師は苦しみに耐えながら、十字架上の主の苦難にあずかり、病床から教会員に手をふりつつ、この世を去られた。会員との天国での再会を願っておられたに違いない。

＊1　インフォームド・コンセント

日本語で「説明と同意」と訳されているが、医療を受ける主体である患者に医療者はよく説明し、納得を得たうえで医療行為を行うこと、という医療者の規範《きはん》。日本医師会によって、医師にはこの行為が義務づけられている。

死を直前に受洗《じゅせん》された夫妻

私の旧制第三高等学校の後輩にあたる友人の六十九歳になるK夫人が、肝《かん》硬変《こうへん》のために一九九一年（平成三年）の暮れに旧聖路加《せいろか》国際病院に入院された。チャペルの晩禱《ばんとう》の鐘の音を聞いて、人生の終わりが遠くない予感をもち、洗礼を受けたいとご主人にもらされたという。半年の間に肝臓に癌を併《へい》発《はっ》し、開腹手術がなされた。しかし、術後の経過がよくなく、五月には、新築された聖路加国際病院に移り、引き続き療養《りょうよう》されることになった。

K夫人は日々容態が悪化し、苦しい療養を続けられた。私が回診するたびに、目をかすかに開き、両手で私に合掌《がっしょう》されるのであった。六月末、死亡の三日前に、K夫人は看護師に洗礼を受けたいと告げられたので、その担当看護師は娘さんにその由《よし》を伝えた。

娘さんは、このことをお父さんに伝えてよいかどうか非常に躊躇《ちゅうちょ》された。死の準備に洗礼を受けたいという母の意志を父に話せば、まだまだ妻に頑張って生きてほしいと切望している父にショックを与えるかもしれないと娘さんは懸念《けねん》されて、院長室にいた私に相談にこられた。

私は、娘さんにもお母さんの死が間近に迫っていることを率直に告げ、しかし、もうあと二、三日経《た》てば、お父さんにお母さんが危篤《きとく》状態にあるということを告げてもよいだろうが、今すぐお父さんにお母さんの容態が絶望的だとはっきり告げることは、私としては誠に辛《つら》いと話した。

彼女の死を前に希望どおりの洗礼を急がないと機を逸《いっ》すると考えて、お父さんにはこう申し上げなさいと助言した。

「お母さんは、危篤な状態を意識して、心の安きを望んでおられる。生を断念するのでなく、残されたわずかの一日一日を強く生き抜くための心の支えを必要としておられる。絶望の洗礼でなくて、今日生きるための力が与えられる洗礼だと思う」

娘さんは私の助言を勇気をもって父上に話され、同時に、このことを病院牧師に告げられた。

仏教心の強いご主人は、半年前に夫人が洗礼を受けたいともらされた時、ご自身はもっとよくキリスト教の教義を勉強して、納得した上でだったら洗礼を受けてもよいと語られたそうである。

いよいよ死が間近に迫った病床で、K夫人の洗礼の手続きが司祭によりとられた時、ご主人は私も洗礼を受けたいと申し出られて、ともに洗礼を受けられた。司祭から二人に贈られた聖書はいつも枕元に置かれていた。

二人が洗礼を受けられた翌日に、私は自著『病むことみとること』に聖句を書き添えて、お二人に贈呈《ぞうてい》した。危篤状態の三日間、ご主人は、病院牧師が寄贈《きぞう》された聖書と私の本とを夫人の枕元で読み続けておられた。

三日後に夫人の息が止まった時、ご主人は、妻の額に手をあてて、「僕もすぐお前のところに行くよ」としっかりした声で言われた。

死の宣告で肉体的には二人の関係は遮断《しゃだん》されたが、二人が洗礼を受ける死の床で、二人の魂は、神の名によって固く結ばれていたものと思う。このご両人には、平静の心が恵みとして与えられたに違いない。私が書いた聖書の言葉は、今後一人暮らしを余儀《よぎ》なくされるクリスチャンのK氏のこれから許される人生の支えとなるものと信じる。

あなたがたの会った試練で、世の常でないものはない。神は真実である。あなたがたを耐えられないような試練に会わせることはないばかりか、試練と同時に、それに耐えられるように、のがれる道も備えて下さるのである。（新約聖書のコリント人への第一の手紙一〇章一三節）

夫人が逝《な》くなってから五年経った。Kさんは、時たまに京都の第三高等学校時代の旧友と海外旅行に出かけられるが、その期間を除いては、毎日曜日欠かさず聖路加国際病院のチャペルの礼拝に出席されている。

ダス・エンデ（終了）

私は一九九一年（平成三年）秋、日本キリスト教団青森松原教会の創立百周年の記念講演に出かけた。その際、近くの日本キリスト教団青森教会の教会員Y未亡人に初めてお会いし、医師であったご主人が、生前、私の著書を愛読されていたということを知った。

私が帰京するとすぐ、夫人から手紙が届いた。そこには、死の二週間前に、夫人の願いがかなって、ご主人が洗礼を受けられたことの次第が書かれてあった。私はこの手紙に感動を覚え、その半年後に重ねていただいた夫人からの手紙とともに、青森松原教会での講演の原稿を入れたファイルに大切にしまった。

良心的な医療を四十五年もしてこられたこの開業医は、人生の終焉《しゅうえん》に主の名に連ねられた。だが、その生い立ちには、神の計《はか》らいのあったことが後になってから気づかされた。その計らいとは、次のようなことだったのである。

少年時代には、出身地の長崎でお手伝いさんに連れられて教会に行かれたこと、札幌での医学生時代には、後に日本キリスト教海外医療協力会からの派遣でバングラデシュの難民救済《なんみんきゅうさい》に出かけられた宮崎亮《みやざきまこと》医師と、医局で交わりがあったこと、教会員の夫人が自宅で家庭集会を開くのに協力されていたこと――そうしたことなどが、娘さんの書かれた父親の思い出の手記（兵庫・聖公会芦屋聖マルコ教会報）に書かれてあった。

私が日本医師会雑誌にかつて寄稿《きこう》した文章、「いよいよ病気が回復困難となった時は、医師は疾患《しっかん》としての臓器を対象とするのでなく、病む人格体としての人間を対象とすべきだ」のコピーをご主人が平素大切に保存しておられたことは、夫人からの手紙で触れられていた。

長年の開業中も、病気一つせず働き続けられて健康には自信があったご主人なのに、一九八九年秋に食道癌が進行状態で発見された。早速、食道を胃の一部とともに切除するという大手術を受けられたが、二ヵ月あまりの療養後には診療《しんりょう》に復帰された。ところが、手術後一年半経過した九一年の一月に肝臓転移が発見された。それにもかかわらず、点滴注射を続け、痛みを辛抱《しんぼう》しつつ、死の二週間前まで診療を続けられたという。

診療打ち切りの日のカルテには、新患四名の所見《しょけん》が記入され、その最後には、大きくドイツ語で〝ダス・エンデ〟（終了）と書かれていた。

入院を決心されたのは、死の三週間前のこと。それから一週間後の入院翌日には、見舞いの牧師に「私にすぐ洗礼を受けさせてください」と頼まれた。夫人は、ご主人がいつの日にか洗礼をと祈っておられたが、死亡二週間前にそれがかなえられたのだ。

主治医には、私が日本医師会雑誌に書いた「ターミナル・ケア」の論文のコピーを示し、無駄な延命《えんめい》処置を中止してほしいと頼まれた。

しかし、痛みのコントロールが十分でなかったせいか、「この苦しみは、神さまに試されているのだろうな。……試練を受けているのだろうな。……神様助けて」と呼び求めていました。苦しみの中にも洗礼を受ける機会の与えられたことに感謝の祈りを捧げ、「痩《や》せてしまった自分の顔はヒポクラテスに似ているだろう」と見舞いの医師に話していました。

夫人は、私への手紙にこう書かれている。

ご主人は、死の直前に、次の言葉を遺《のこ》された。

「終わりには厳しい生き方だったが、お母さん（夫人のこと――著者注）と一緒でよかった。最後の最後まで私を看取《みと》ってくれたことを感謝し、先に天国に行きます。私が、苦しみを乗り越えたことを喜んでください。アーメン」

四、五年前までは、私の病院でも、癌患者の医師が入院した場合には、病名を病む当の医師にも隠すことが多かった。日本では、今日でも病名を率直に言わず、よいように修飾して告げたりすることがあるが、このY医師の場合は、食道切除の大手術だから、主治医も食道癌と告げざるを得なかったので、告知がなされたものと思う。そこでY医師は覚悟しながら、それでも、できるだけ長く最後の日まで診療を続けたいと思われたに違いない。

イエス・キリストが十字架につけられた時の最後の言葉は[*1]「すべてが終わった」であった。Y医師のカルテの終止符はダス・エンデ（Das Ende）であった。これはまさに、主の苦難にあずかられたY医師の最後の生き方を示した言葉だと思う。

哲学者ハイデッガーの言った言葉を私はイエスの言葉とともに思い出す。

死に依《よ》って意味されている終ることは、現有《げんゆう》が終って＝しまって＝いることを、意味するのではなくして、〈現有という〉この有《あ》るものの終末への有〈すなわち、終末の間際に有ること〉ということを、意味している。死は、現有が有るや否《いな》や彼が引き受ける或る一つの有り方である。（傍点原文通り、『有と時』「世界の大思想24ハイデッガー」辻村公一訳、河出書房新社）

＊1「すべてが終わった」
新約聖書・ヨハネによる福音書一九章三〇節の言葉。これは英語では、"It is finished"、またドイツ語訳（ルター訳、チューリッヒ訳とも）では"Es ist vollbrachte"とあり、成就したとの意味である。

バラを育てる心

末期癌《がん》の告知を受けた患者さんにとっては、寿命が長いか短いかというよりも、今日の一日一日に千鈞《せんきん》の重みがある。その場合の配偶者の生き方は、死んでいく者に強い影響を与える事実を、私は何回も経験してきた。

ある年の三月、私は一流企業のエリート社員であった成瀬《なるせ》庸介《ようすけ》君の前夜式に列席した。彼の父は私の京大医学部時代の同級生であり、終戦の年に沖縄で軍医として戦死された。その長男の庸介君は、五十二歳の若さでJ大学病院で死亡された。

その死から四年半前のことであった。私は、若くして未亡人となられた庸介君の母上の和子《かずこ》さんから、息子が食道癌の大手術を受けるために入院中だという連絡を受けた。私は早速、大学病院に彼を見舞った。その手術時の病《びょう》巣《そう》の広がりを主治医から説明され、私は遠からず悲しい時が来ることを感じた。

庸介君はいったん退院して仕事に復帰したが、四年後、肺に転移して再入院となった。しかし今度は手術不能のために、化学療法と放射線照射を受けた。

癌の再発を告げられながら、彼は強い闘病精神があり、中学から東大までの学生時代にラグビー選手だったことから、昼間はラガーシャツにジーパンをはき、夜だけパジャマに着替えた。自分は癌だということを奥さんと二人の子どもに話し、自宅療養中は庭のバラ作りに気を晴らした。

奥さんがクリスチャンということから、二人の結婚式は日本キリスト教団行人坂教会の伊藤義清《いとうよしきよ》牧師の父上、故昌義《まさよし》牧師に司式してもらった。しかし成瀬家が仏教であるので、夫人だけが教会生活を続けられていた。

ところが、亡くなる前年の十二月には、夫の彼が聖書を買ってきてそれを読み始めるというように、心境の変化が起こってきた。そして、年が明けての一月下旬、再入院の前に、伊藤牧師に会いたいと言って二人で行人坂教会の礼拝に出席された。

二月二十八日に一時退院となったが、無駄に延命したくない、病院でなく家で死にたいと言いながらも、せめて四月には郷里の鳥取に父の墓参《ぼさん》を兼ねて桜を見に行きたいと願っておられた。

しばらくの退院で家に帰ってからは、アルバムを整理し、庭のバラの剪定《せんてい》に気を配った。再々入院前にもう一度伊藤牧師に会いたいと願っておられたが、それは果たせず、入院中に急変して三月十八日に死去された。家族には近い死を覚悟しているという言動があったという。

死が迫る最後の入院を前に、教会にひかれる心、自分たちの結婚の司式をされた牧師への思いには、強いものがあったと想像される。前夜式には故人愛唱の讃美歌三一二番が歌われた。

いつくしみ深き　友なるイエスは
われらの弱きを　知りて憐《あわ》れむ
悩みかなしみに　沈めるときも
祈りにこたえて　慰めたまわん

四十八歳で癌の告知を受け、四年半の間、死に至る病と闘い、五十二歳という人生の折り返しの齢《とし》で倒れた庸介君だが、企業の研究者としてまた家庭人として、その寿命は決して半ばで終わったのではない。家庭を愛して生きた濃縮《のうしゅく》した豊かな人生、そしてその最期には神の救いを求めた充実した生涯だったと言えよう。

毎年二月に、主人がやってきた庭のバラの花の剪定を私はこれから先続けていきたいと、夫人は私に話された。そのバラを育てる心が、ターミナル・ケアの患者に捧げられることを願われて、家族によってピースハウス（ホスピス）に寄付が寄せられた。

若くして癌で死んだ女性とその夫に学ぶ

私が全室個室の新築なった聖路加国際病院の院長となって間もない頃のことであった。三十九歳の誕生日を迎えて間なしに進行癌《がん》で逝《い》ったY子さんの、聖路加国際病院での臨終《りんじゅう》に立ち会った。彼女は大学時代に知り合った同じ齢《とし》の青年と卒業の後に結婚したが、子どもには恵まれなかった。

Y子さんは商社勤めのご主人の赴任《ふにん》先の関西で二人きりの生活をしていたが、ご主人はある商社の課長職にありながらも、夕食は必ず家庭でとったという。相思相愛のカップルであった。彼女はスポーティーな容姿の持ち主で、地域でのバドミントンチームのキャプテンだったと私に話してくれた。

彼女は急に体調が悪くなったといって東京の実家に帰り、私のもとで人間ドックの検査を受けた。私は彼女の腹部に、こぶし大の固い腫瘍《しゆよう》をお腹の皮膚の上から触知《しよくち》した。癌に間違いないということで、聖路加国際病院の外科医によって開腹手術が行われた。その結果は進行した大腸癌であった。開腹時に肝臓の腫大《しゆだい》があり、肝臓への転移のあることが強く疑われた。

彼女は本当の病名を知りたいと願った。そこで私が、ご主人と彼女との二人に、病名と、進行した大腸癌だったので肝臓への転移があり得るということを告げたが、彼女はそれを恬淡《てんたん》と受け止めた。

Y子さんは、退院後はいったん関西に帰られたが、それから六ヵ月も経《た》たないうちに病状は急に悪化し、腹水《ふくすい》もたまり始めた。夫婦ともに、いよいよ癌の転移が進行したことを覚悟し、再入院のための上京を前に、二人は紀州の海岸の温泉地の白浜に一泊旅行を計画した。この世での最後の旅であった。

妻の死を覚悟した夫のK君は、上司に実情を述べ、上京して聖路加国際病院で妻の介護に専念した。そして、会社には無期限の欠勤届を出した。

死が二週間先に迫ったある夜、彼女はご主人にこう語った。

「私は若くして死んじゃうけど、天国に行けたら私はまだ若いから、誰かと結婚するかもしれないわよ」

K君はあわてて、

「もし、僕も若くして死ぬような破目《はめ》になり、天国で君に会ったらどうする?」

と仰向《あおむ》けの彼女の顔をのぞいたところ、

「あなた、おばかさんね」

と彼女は微笑んだ。彼女は死を前にしても、そのようなユーモアが自然に口からもれるといった性格の女性だった。

いよいよ死が一両日に迫り、彼女の腹痛がモルヒネで抑《おさ》えられ、意識も鈍《にぶ》ってきた時、私は彼女の病床を訪れてK君に、

「男の仕事を放擲《ほうてき》して、無期限でY子さんにつききりで介護することを君

に決心させた動機は何だったの」

と尋ねた。彼はこう答えた。

「今でないとできないことは何かと自問し、それは仕事をいったん休んででも妻の看護に専念することしかないとわかり、そう行動しただけです。会社への義務はあとから、愛するものと死別して一人になってからでも十分に果たせられる。しかし〝今〟を失っては、彼女を愛する機会はまたとこない。だからそう選択したのです」

私たちの生き方は、私たちが選択するしかないのである。〝今〟をどう生きるかという選択が迫られていることを、多くの人は気づかないで、〝今〟を失っている。そんなことを、私はこの若い彼から学んだ。そして、こんな素晴らしい夫婦はそうあるものではないと思った。

若い人に学ぶ機会を、医師という職業柄、患者や家族からもらうことができたことを、私は感謝する。

急逝《きゅうせい》した若い人の死から学ぶ

過日、杉並区の願泉寺での若き友人の葬儀に出席した。T君のハンサムな写真が掲げられた仏壇の前で、若き未亡人からことの次第を伺った。

彼はまだ四十六歳であった。彼は、甲州街道をドライブ中に心臓発作を起こしたのである。同乗の秘書が代わって運転して、近くの救急病院に彼は運ばれたが、到着した時にはすでに心臓は停止していた。

彼は八年前から、私が会長をしているある学会の事務局長をしていたが、あまりの突発事件で、誰もがこの急逝に驚いた。彼は半年前から時々狭心痛《きょうしんつう》を起こしていたのに、それを気にかけず、激務に東奔西走《とうほんせいそう》していたのであった。

彼は、音楽で心のストレスをリラックスさせる学説に興味をもち、役職のほかに、そのテーマで自著《じちょ》を出版するために夜を徹して原稿を書き、死亡の一週間前に、その本の序文を頼みに私を聖路加看護大学の学長室に訪れたのであった。

戦前は日本人の間には心筋梗塞《しんきんこうそく》はきわめて少なかったが、戦後、日本人の食事が欧米化し、環境からのストレスが増えるにつれて、三十年くらい前からこの病気が急速に増えてきた。

最近、癌告知やターミナル・ケアについての報道が新聞やテレビで盛んに紹介されるが、私たちは、癌のほかに、急性の心臓死や事故死の危険にさらされていることを忘れてはならない。癌になってからは、私たちは、それからの生き方や死に方を時間をかけてゆっくり考え、身内や心の師や友と相談できるが、急死には、そのように考える時間は与えられない。

死は、盗人《ぬすびと》のように突然と訪れることがある。聖書は「だから、目を覚ましていなさい」（マタイによる福音書二四章四二節）と警告する。人間はいつも死とともに生きている。いわば、死はリンゴの芯のように、また先天性の遺伝子として、体の中に内在する。このことを私たちはいつも覚えていなくてはならない。

自分の病気を医師のもとでもっと追究して、その事実を家族の者にも知っていてもらうことが大切であるということは、誰もが知りながらも、つい自分の体の具合は身内にも話さないことがある。それでは病気をあいまいなベールで包んでしまうことになり、ひいてはいのちを粗末にしたことになる。

最近、疲労による突然死がやかましく報道されているが、その三分の二は急性心筋梗塞による急死である。病歴を家族から聞くと、病気がだいぶ前から始まっていたのが推定できることがよくあり、死後の解剖《かいぼう》でもそれが実証される。私たちは死が迫ってから生き方を考えるというのではなく、日常の生活の中に「死の日」が跫音《あしおと》もたてずにやってくることがあることを心得ていなくてはならない。

心臓病や高血圧による脳卒中死《のうそっちゅうし》の多くは、毎日何を食べ、どう生活するかというライフ・スタイルで規定される。つまり、若い時からの生活スタイルでいのちが決まってしまう、あるいは、いのちが運命づけられるのである。

「生き方」を静かに考える時が週に一回くらいはほしいものである。日曜日の礼拝出席は、自らの内なる世界を神の言葉に照らして考えるよい機会である。

女流飛行士として、また作家としても名をあげたアン[*1]・リンドバーグ女史も、『海からの贈物』の中で語っている。

> 一人で静かに時間を過すとか、ゆっくりものを考えるとか、音楽とか、その他、読書でも、勉強でも、仕事でも、自分を内部に向わせて、今日の世界に働いている各種の遠心的な力に抵抗するものを求めなければならない。

若い人にとっても、死は決して他人事でないことを、この働きざかりの友人の死により考えさせられた。

生き方の選択は、私たちが何かの深刻な問題に直面した時に迫られる。しかし、親しい友が、あるいは愛するものが不測にも命を失ったという悲しみに出遭う時、それを私たちの生き方の内省《ないせい》の機会としたいものである。

＊1 **アン・リンドバーグ**
四二〜四三ページ参照。

高齢の方々の生きる最期の姿

ご高齢の方がその生涯を終えられた様子の手紙が、私に数多く寄せられる。生前に直接間接にお世話したことのある身内から、亡くなった父、母、夫、妻を記念して、私が建設に情熱を捧げたホスピス[*1]（ピースハウス）にご寄付くださるという、数々のご芳志《ほうし》に添《そ》えて。

私が卒業した京都の三高の先輩で、八十六歳で心臓病を病むMさんが、私の勤める聖路加国際病院でしばらく入院治療を受けられた後、お住まい近くの個人病院で療養を続けられたが、次第に衰弱《すいじゃく》され、その病院で静かに亡くなられた。私はこの病院には、時間をやりくりして先輩を三度お見舞いし、急変があれば夜中でも来ますと担当の看護師さんに伝えたが、三度目のお見舞いの後、間もなく亡くなられた。

葬儀が済んでから、作曲家の娘さんから次の手紙をいただいた。

先日は、ご多忙中、父の葬儀にご臨席《りんせき》くだされ、お花を頂戴し、父もどんなにか感謝申し上げていることと存じます。聖路加国際病院から家の近くの病院に転院した時は、一時機嫌を悪くしていましたが、最近しきりに「僕は今死ねれば、一番幸福なんだがなあ……」などと申すようになり、もっとからだが腫《は》れたり、寝たきりなどになること、それによって、あまり丈夫でない娘の私に手をかけさせることを心配していたようでした。

そして、たまたま、拙作《せっさく》の室内オペラが近く上演になることをとても喜んでくれ、「上演の翌日（三月十三日）に……水戸から帰京するまでは死なないからね……」などいうので、「お父さま、こういうことは神さまがお決めになることですから……」となだめておりましたが……。文字どおり、私が帰京したその夜に亡くなってしまいました。ですから、あまり悲しんではいけないと思います。
父も、また、先に亡くなった母も私にとてもよくしてくれまして、私が今日あるのは全く二人のおかげです。そう思って一生懸命介抱してまいりましたが、二人ともあまり私を困らせず、間際《まぎわ》まで元気で、そしてあっという間に逝《い》ってしまいました。私自身も行いを善くして、こうありたいものと念じています。
父は、本当に先生をお慕い申しておりました。父に代わりまして感謝の気持ちを表したく、「ホスピス」にわずかながら献金させていただきたく、微志《びし》のものを同封します。

この先輩は、静かな終焉《しゅうえん》をお宅の近くの病院で迎えられた。プラトンは、今から二千五百年前にこんな言葉を遺《のこ》している。

自然に反したものは、どんなものでも、苦痛を与えるものですが、本来の自然のあり方で起こるものは、快いものだからです。そして、まさに『死』もまた同様、病気や傷害によってくるものは、苦しく、不自然なものですが、老いとともに、自然に終局《しゅうきょく》に向かうものは、およそ、死の中でも、もっとも苦痛の少ないもの、いや、苦痛よりも、むしろ快楽を伴うものです。（『ティマイオス』種山恭子訳・岩波書店）

高齢になり、これという病気がなくて死ぬことを老衰死《ろうすいし》と呼んでいる。これによる死亡は死因統計では第六位。しかし老衰死といっても、多くの場合は、病名はつけられなくても、何らかの病気（たとえば癌など）が隠れていることがある。

心臓病といっても、苦しむ心臓病とそうでない心臓病がある。心不全患者にやたらに輸液《ゆえき》などすると、患者は肺浮腫《ふしゅ》などを起こして苦しむことがある。高齢の心臓病患者でも過剰な治療をしないと、苦しまないで安楽に死ねることも多い。Mさんの最期は実に静かであった。人間はすべて死ぬものである。しかし、小さい望みでも最期まで持てる人は幸いといえよう。「感謝心」が、それを可能にするものと私は思う。

私は、鎌倉のお住まいで療養されていた百二歳の小倉《おぐら》遊亀《ゆき》画伯（一八九五〜二〇〇〇年）を二ヵ月に一回往診していたが、一九九五年の年末に訪問した時見せていただいた、最近書かれたという色紙には、次の言葉があった。

何ももたぬという人でも、天地のめぐみを頂いている。

受けているめぐみを感謝するM先輩の「僕は今死ねれば、一番幸福なんだがなあ……」という言葉は、死を受容する最高の言葉であろう。

＊1　ホスピス
一六七〜一六八ページ参照。

生涯現役

私が属している東京都世田谷区奥沢にある日本キリスト教団玉川平安教会のオルガニストの礼子《れいこ》さんが、八十二歳で肺塞栓症《そくせんしょう》で急逝された。五十六年間の長きにわたって礼拝や結婚式、葬儀の奏楽《そうがく》をされてきた私と同年齢の礼子さんの、一九九三年(平成五年)五月十一日の葬儀の奏楽は、お孫さんの直子《なおこ》さんが代奏された。バッハの平均律二巻一四番のプレリュードの厳《おごそ》かな曲である。祖母の音楽の心がお孫さんの心に流れての演奏である。

礼子さんの父上の吉岡誠明《よしおかせいめい》牧師が病気のために日本キリスト教団銀座教会牧師を辞し、翌一九三七年(昭和十二年)から奥沢の自宅で田園調布教会

（現在の玉川平安教会）を始められた。それから亡くなるまでの五十六年間を通して、礼子さんは礼拝奏楽者の任《にん》を全《まっと》うされた。

信徒として音楽による奉仕に生きてこられた彼女は、集会ではお祈りはされても、めったに証《あかし》はされなかった。「私には人前で話などできないわよ」とよく言っておられた。

礼拝での最後のお務めの次の「母の日」の日曜日には、訃報《ふほう》が教会員に知らされ、一同、「教会のお母さん」を喪《うしな》ったような悲しみに打たれた。

礼子さんの救急入院を告げられた翌日の深夜に、私は横浜のY病院に駆けつけた。同じ教会員の藤沢《ふじさわ》夫妻両医師も駆けつけておられた。

小沢貞雄《おざわさだお》牧師が七年前に玉川平安教会に着任されてからは、礼子さんの弟さん（この方も前年十一月に急逝された）が週日にはボランティアとして自動車の運転を申し出られ、礼子さんと牧師先生とが同乗して、平素教会に来られない古い信者さんのお宅を訪問されることが長年続いた。また、ハンセン病患者のための多磨全生園への牧師の訪問伝道にも礼子さんは同行して、園内に住むハンセン病患者のための園内の教会での礼拝の奏楽もされていた。

礼子さんは生涯をひまわりのように明るく生きた方であり、じめじめした話は嫌いな方であった。また、礼子さんは教会での交《まじ》わりのほかに、地域の年配の方々の合唱団にも参加されていた。ただ、弟さんの急死の後は、どことなく寂《さび》しい陰があった。

私は、葬儀の弔辞《ちょうじ》を聞きながら、米国のヒューストンの癌《がん》専門病院で、二十五年間白血病の子どもたちのために毎土曜日、自分が癌で死ぬまでボランティアとして子どもに音楽を楽しませてこられた音楽教師の婦人のことを思い出した。

礼子さんは、奏楽者としてだけでなく、牧師の牧会《ぼっかい》活動に参加して、外出しかねる信者と教会との橋渡しをしてこられた。平素、自分は身動きもできないように寝込んで死ぬのはいやといっておられたが、礼子さんはわずか三日の入院で急逝された。

『読売新聞』に毎週掲載される「生涯現役」という欄に、次の一文があった。

「官吏《かんり》も会社員も、教師も、その大部分の人は現職にとどまれず退官、退役する。芸術家、とくに画家は時おり生涯現役をつづける。作品の大きさは縮小しても画筆《がひつ》を持ちつづけられることがある」

しかし、それにもまして、信仰の現役を生涯務めることがかなえられることを、礼子さんは実証された。教会のオルガニストとして、また牧師の牧会援助者として、教会の歴史を次の時代にバトンタッチする大切な人として彼女は生涯現役だった。それはすべて生涯を通してのボランティアの生き方であった。

彼女のように、仰《あお》ぐ山を望んで生きられる人には、信仰の生涯現役は可能である。神からの助けが期待されるからである。

目を上げて、わたしは山々を仰ぐ
わたしの助けはどこから来るのか
わたしの助けは来る
天地を造られた主のもとから

（旧約聖書・詩篇一二一篇）

礼子さんの葬儀の写真は、白い花々の中の蘭の花以上に優しく、また、いつものように気取らない笑顔で私たちに語りかけていた。
彼女が亡くなって数日後に、私たち夫婦は礼子さんの三女の秀子《ひでこ》さんから素晴らしいお手紙をいただいた。その中に次の文があった。

最後まで現役のオルガニストとして教会にご奉仕させていただきましたこと、外出好きでした母が入院致します日まで小旅行ができましたこと、また、ほんの三日間という短い入院生活のうちに敬愛する先生方や家族全員に会うことができましたこと、特に母は日頃から、「日曜日の礼拝の後《こう》奏《そう》をひき終わったらパタッと倒れて、日野原先生と藤沢先生の腕の中で息が止まれば本望《ほんもう》よ！」と私どもに申しておりましたので、ご多用中にもかかわらず病院までお出かけいただき、手厚いご診療を賜《たま》わりましたこと、どんなにか母が喜んでいましたことかと思いますと、本当に感謝の気持ちでいっぱいでございます。

また、文字通り我が家のように愛してやまなかった玉川平安教会で大好きな皆々様から天に送っていただきましたことは、残されました者にとりましても大きな慰めでございます。

娘　秀子

幼い命に生涯を捧《ささ》げた信仰のランナー

私は、半世紀にもわたって交わっていた尊敬する先輩、三宅廉《みやけれん》先生*1（九十一歳）が衰弱がひどいことを一九九四年（平成六年）末に知り、大晦日《おおみそか》ではあったが、神戸のお宅の夫人に電話した。その時、病床に引かれた電話に三宅先生が出られ、か弱い声で、私に是非《ぜひ》会いたいとおっしゃった。私は、時機を失《しっ》してはと思い、翌元日の午後東京を発ち、日帰りの新幹線で先生を見舞った。

三宅先生は、一九八八年（昭和六十三年）十二月の『こころの友』誌（日本基督教団出版局）に、「幼い命をはぐくむ」との題でお元気な笑顔の写真とともに紹介された神戸のパルモア病院名誉院長で、小児科医である。先生と私とは医学の上での友人であるとともに古い信仰の同志《どうし》であり、戦争直後には、国際基督教大学に医学部を創設したいということをともに考えていろいろ努力したが、これは果たされなかった。

三宅先生は終戦後まもなく京都府立医科大学の小児科教授の職を辞し、神戸に移り、一九五六年に神戸のミッション・スクールのパルモア学院を根城《ねじろ》に、産科・小児科の病院を建てられた。そして九十歳近くになるまでは前線で活動を続けられたが、心臓病のためにその後は食事時以外は床に臥《ふ》せ、療養された。

先生が母と子のための病院作りをされたのは、スイスの神学者バルトの「妊娠と同時に胎児《たいじ》は一人の人格だ」と述べたその思想を臨床医学に具現《ぐげん》させるためであった。受胎《じゅたい》から出産、新生児といった命の誕生を条件づける期間、母と子を預かる病院を目指されたからである。それから半世紀近い年月が経《た》った。

先生は、ここで生まれた子どもが十五歳となった時、病院にその少年少女を父母とともに招いて、同鑑《どうらん》記念会と名付けた行事を毎年開いてこられた。受胎、分娩《ぶんべん》、新生児の、家庭・社会・医学的環境の条件が、十五年後にどのように子どもの成長に影響したかをつぶさに観察され、青年になる子どもの将来を祝福されたのである。

私も第一〇回のこの会に招かれてこう述べた。

「皆さんの出生時の手形は、出生記録に今も残されている。その小さい手が成長して大きくなった時、その右手を天に向かって、あるいは世界の人類に向かって高く上げ、そして、左手は、自分の心を抱く手であってほしい」と。

一九九二年九月、先生の著書『こだまするいのち——パルモア病院のこどもたち』[*2]（新教出版社）が出版された。そのあとがきにはこうある。

いよいよ私が天に召される日の迫った今日、どうしてもこれは神のなせるはかりごとであるとしか考えられないので、それを書き留めたものが本書である。今本書の執筆をようやく終え、疲れた筆をおく。

この本の推薦文を書いた私に、お礼の葉書をいただいた。

日野原先生は私よりも若いので、まだまだ働けますが、私の方はさっぱり歩けなくなりました。死の床で最近の先生の講演の録音を聴きました。天国でお目にかかれるのを楽しみに。

私は、この悲しい便りを心の中に四ヵ月温めて、やっと元日に先生との再会を得た。

先生は書斎の中にベッドを持ち込み、そこで一日の大方を寝て過ごしておられた。私が訪れると、先生は、痩せた細い手を差し出して、待っていましたという感情をこめていつまでも私の手を握って離されなかった。そして最初に、もう私はいのちのゴールに来たと言われた。

「わたしは戦いをりっぱに戦いぬき、走るべき行程を走りつくし、信仰を守りとおした」

と、新約聖書のテモテへの第二の手紙四章七節の言葉（口語訳）を、繰り返し話され、涙に潤《うる》む慈兄《じけい》のような目で、私をただじっと見つめられた。

過去半世紀、ともに歩んだ人生を、私は東京への帰途の新幹線の列車の中で振り返った。この言葉を、私は三宅先生からバトンタッチされた思いで……。

＊1　**三宅廉**

三宅廉医師については、伝記『パルモア病院日記』（中平邦彦著）が新潮社から出版されている。

＊2　**パルモア病院**

明治時代に神戸に着任した米国メソジスト教会派遣の宣教師パルモア牧師は、宣教事業のかたわら、若い勤労者のために英語学校、パルモア英学院を作られた。戦後、その経営者の一人が三宅先生の義兄であったことから、その構内に一九五六年(昭和三十一年)に建てられたキリスト教病院がパルモア病院で、今日まで、母子の専門病院として発展している。

いのちの質を高めるということ

忙しく走り回ってばかりいる医師の行動

人間は病《や》むことにより、喪《うしな》うものと、得るものがある。そういうことが、自分の医学生の時の一年間の闘病体験から私に理解できたのは、私が医師になって何年か経《た》ってからのことであった。

病気のために一年間を棒にふった、と私は当時思っていた。一年後には病気から回復したとはいえ、肋膜《ろくまく》のひどい癒着《ゆちゃく》による背中の痛みのために、運動好きだった私にはもはや運動ができなくなった。また、病後二、三年は、三十分以上の講演や講義を聴く時、左胸背部の重圧感のために、姿勢をくずして横にならなければならないような具合であった。

しかし、療養中に得たものがある。その一番の収穫は、一ヵ年にわたる病気体験、ことに半年以上も寝たきりだった生活から、背中や腰の痛みや、病む患者の痛ましい心を体験したことである。そのことから、患者さんの痛みを自分のものとして感知できる感性が私に与えられたように思う。そしてまた、医師としての私は、患者さんだけでなく、その家族の方からも、いろいろのことを学んだ。

ある時、私の中学の先輩で、小学校の時から教会学校でボーイズ・トリオを指導してくださった関西学院先輩の中村行雄《なかむらゆきお》さんの娘さんから、お手紙をいただいた。彼女が最近ご主人を癌で失われたということを聞き、お慰《なぐさ》めに私の本を送ったのだが、それを受け取ったというお礼の手紙には、次のような文が添えられていた。

先生の著書『いのちの終末をどう生きるか』*1（春秋社）を何度も繰り返し読ませていただきました。

主人は、初回の入院では癌であることを知っていました。でも、癌の臓器がすっかり摘出《てきしゅつ》されたものと信じきっていたのか、その後何回か入院しましたが、足腰の痛みは治るものだと思いこんでいました。

今、残念に思うことは、あれほど信仰があり、浅野順一《あさのじゅんいち》牧師（元青山学院大学教授）の『ヨブ記』（岩波新書）を愛読し、その本と聖書とを持って入院した人だったのに、癌の骨への転移だと知らされていなかったので、私もついに死についての話が切り出せず、うやむやのままだったことです。

主人は、あるいは死が近いことに気づいていたかとも思いましたが、薬の影響でハッキリ言葉が出なくなり、何を言っているのか聞きとれずじまいでした。

先生がおっしゃっているように、死の迫った患者さんには、お医者さまから何となく生死のことを語れる雰囲気作りをしていただきたいものです。でも、主治医はあまりにお忙しくて、私が話しかけるのもためらわれ

—るほど走り回っておられました。

私も、若い時には、外来診療や受け持ち患者の回診や注射、数多くの検査などと、忙しい業務で走り回っていた自分を反省する。忙しく働いているから、患者さんとの会話が短いのも止むを得ないと割り切って考えていた。ところが、医師としての経験を積むにつれ、患者さんや家族との会話こそは、患者さんや家族にとっての一番大切な薬だということを次第に強く学ばされるようになった。

医師も看護師も、いつか自分が病気になった時には貴《とうと》い病気体験ができて、そのことで患者の心がよりよく分かるようになるだろうが、私のように、若い時に大病をすることは今の日本では多くはない。医学の進歩で若者の病気が減ったためである。最後に来る死は、医師も看護師も、癒《いや》す医師や看護師としてではなく、死にゆく患者としてでなければ体験できない。

しかし、医師や看護師は、患者の死を通して、また愛する者を喪った家族の言葉を通して教えられることが多いことにも気づいてほしい。私たちが臨《りん》終《じゅう》に立ち合った患者の死をもっと次の患者に生かしたいと思う。患者の犠牲によって医師は成長するという悲しい事実があることを、私は、半世紀以上の臨床《りんしょう》経験を通してつくづく感じる。

＊1 **『いのちの終末をどう生きるか』**（春秋社）
一九八七年初版。生から死に向かって、または死から生に引き返して、人間のいのちの終末へのアプローチについて、医学と看護の立場から筆者の死生観を述べた。医療の場に欠けている〝人間を看取《みと》る心〟を強く訴えたもの。

自分の言葉を大切にした患者

　最近、日本では癌の告知に関して、医療界だけでなく、患者さんやその家族、そして一般の方々の間でも、大切な問題として論議されることが多くなってきた。しかしこれまでは、手術やその他の方法で治る癌の場合でも、胃《い》潰瘍《かいよう》とかポリープとか言って、癌という本当の病名を患者に隠す、しかし家族には言う、というのが医師の常套《じょうとう》手段であった。

　病気の進行した癌の患者に対しては、医師は、症状は腸の癒着《ゆちゃく》で癌のためではないと言ったり、結核の多かった時代には腸結核《ちょうけっかく》だとか言って結核の化学療法をしたりした。だが、結核症は最近は稀《まれ》になったので、肺癌の場合は、肺の真菌症《しんきんしょう》とか、治りの悪い肺線維症《はいせんいしょう》などと、うその病名を告げることが多い。

手の打ちようもない進行した末期の癌に対して、治らない癌だと言ってお手あげするのを医師は医学の敗北だと考え、また、患者を落胆《らくたん》させるのは患者のために忍びないなどと考えて、真の病名を隠してきたのである。

一九九五年（平成七年）の一般人の調査では、「治癒《ちゆ》の望めない癌にあなたがかかっているとしたら、あなたは癌の告知を受けますか」という問いに対して、六割の人が「はい」と答えている。しかし日本の現状では、医師の口から癌を告知しているケースは全体のほぼ一〇パーセントにすぎない。このことは、日本だけではない。外国でも以前はそうであった。

しかし英米では、一九六〇年代、ホスピス*1が末期癌患者のために作られ始めてから、医師や看護師の考えがだんだん変わり、真実をタイミングよく上手に当の患者に告げることは、むしろ患者さんのいのちを大切にする行為であるという考えが主流となってきた。そのため、三十年前は、主治医が癌と告げたのは癌患者のわずか一〇パーセントに達しなかったのに、三十年後の現在は、英米やオーストラリアでは、癌患者の九〇パーセント以上が癌と告げられている。そして、残された短いいのちをできるだけ豊かなもの、生《い》きを甲斐《がい》のあるものとするために、医療職は家族と一緒になって、患者さんの心を支え、また宗教家もソーシャルワーカーまでもが患者のサポートに参与《さんよ》することが当たり前になってきたのである。

それなのに、日本だけは、いまだに患者さんに真実を告げることが、ごく少数の病院やホスピスなどで例外的にしかなされていないのが実情である。

一九八八年（昭和六十三年）のこと、私は七十五歳のT夫人を診察し、人間ドックでの検査をおすすめした。

「一年前に主人は肺癌で逝《な》くなりましたが、主人は自分の病名を知らず、苦しんで死にました。先生、私には、もし癌であれば本当を言ってください」

そう言ってT夫人が人間ドックの検査を受けられたところ、胃癌が発見された。私は正直に真実を告げ、開腹手術が行われたが、胃切除ができないほど癌は進行していた。そして、聖路加《せいろか》国際病院に入院半年後、死亡された。

いよいよの末期に、この方はこう言われた。

「私のいのちの最期《さいご》の日が来た時、若い看護学生の方、親切な担当医の先生、多くの看護婦さん、そして日野原先生に、『お世話になりました、心から感謝します』という訣《わか》れの言葉を申し上げたい。この最期の言葉が出せるように、注射や薬で意識を奪わないでください。しかし、痛みだけは止めてください」

言葉は、神さまが人間に与えた最高の贈りものだということを私は学んだ。

それ以来、私は、無駄な気管内挿管や過剰な注射はせず、上手にモルヒネを少量ずつ与え、痛みは止めても意識は混濁《こんだく》させず、患者の眼がターミナルの環境をよく見、耳には家族からの慰めの言葉がよく聞こえて、そして、臨終には自らの訣れの言葉が口からもらされる――そのような、ターミナルに有終《ゆうしゅう》の美《び》を添えるような医療ができる勉強を続けてきた。

ホスピスは、ただ癌で死んでゆく人々のためにのみあるのでなく、ホスピス医療の知識と技術が磨《みが》かれる場、そこで働く専門職やボランティアにとって学びの場でもあることを期したい。

＊1　**ホスピス**

ホスピスという言葉の語源を辿《たど》れば、遠く中世のヨーロッパまで溯《さかのぼ》る。聖地を訪ねて巡礼《じゅんれい》するキリスト教徒が、旅の途中、寺院に付設《ふせつ》した宿泊施設で一夜の宿と食事を供《きょう》された、それをホスピスといったのである。その言葉が、一方では健康人を宿泊させる有料施設としてのホテルとなり、もう一方では病人を専門に世話するホスピタルとなった。

近代ホスピスは、一九六七年、英国の女医シシリー・ソンダースによってロンドン郊外に作られたセント・クリストファーズ・ホスピスに始まる。ナース、ソーシャルワーカーを経て医師になったソンダースは、治癒の見込みのない患者にまで様々の医療が施《ほどこ》されているのはかえって患者を苦しめるばかりだという体験から、安らぎのうちに生を終えるための施設、ホスピスを作ったのである。

ホスピスは建物を指《さ》すばかりでなく、やがて、安らかな終末を迎える終末期医療をも包含《ほうがん》する言葉となった。日本では、一九九六年三月現在、緩和《かんわ》ケア病棟（二〇一〜二〇二ページ参照）として認可されたホスピス（病院内の病棟も含む）が一一四施設ある。参考までに、その一覧を二五七〜二六八ページに掲載しておく。

愛情と祈りの中での癌の告知

東京都下の日本キリスト教団狛江《こまえ》教会牧師であった渡辺保《わたなべたもつ》先生が亡くなられたことは前に書いた（二一一ページ参照）が、先生の遺稿《いこう》説教集が亡くなられた一年後に出版され、私に届けられた。

渡辺先生は、肺癌の診断のもとに東京のT病院に入院されたが、発見時に癌はすでに相当進行していたので、手術はなされず、やむなく化学療法だけが行われた。最初のうちは日曜日だけは外出を許可され、説教を続けられたが、発病九ヵ月目の一九九二年（平成四年）五月の説教「世に勝つ力」を最後に、入院しきりとなり、発病一年後に亡くなられた。

先生が入院された直後、私は狛江教会の三十五周年記念礼拝での伝道説教を頼まれたが、礼拝の帰りに、病院に先生をお見舞いした。奥さんに会い、先生の病気が進行した癌であることを知ったので、先生ご自身には主治医から癌の病名告知があったほうがよいのではないかと、私は奥さんに相談した。先生に本当の病名が知らされたほうが、教会員に真実の伝道が続けられると思ったからである。

夫人は私の考えに賛成され、私が主治医と話をすることになった。

私は翌日、T病院の主治医に会って、牧師職にある方なので、主治医から病名を率直に告げられることが望ましいと進言した。そこで、主治医が直接先生に病名を話されたところ、先生は心静かに癌であることを受容《じゆよう》されたとのことであった。私は、それでよかったなと思った。

ところが、先生のご逝去《せいきょ》一年後の記念出版の本とともに、奥さんから次の手紙を受け取った。奥さんは、ご主人が医師から告知を受ける前に自分の口から夫に真相を伝え、その上で医師から初めて告知されたという形をとるほうがよいと考えて、行動されたというのである。

先生には『こころの友』（日本基督《キリスト》教団出版局）に渡辺の記事を書いていただき、感謝しています。

主人といえども、主治医から突然聞かされるよりも、家内から聞いて心の準備があったほうがよい、医者である他人より、妻からなら、ショックがあったなら、それを率直に表せられると考えました。それが身内としての思いやりというか、愛情かと思って……。そして医師からは初めて知らされるという形にしました。

私にとって勇気がいりましたが、今も、ワンクッションおいて、また祈り合った後でよかったと思っています。告知にはたくさんの問題があり、ケース・バイ・ケースでしょうが、私どもは、主のお支えが感謝でした。

日野原先生には感謝の心でしたためます。

渡辺慶より

告知は奥さんからなされ、そのあと五時間、お二人でともに祈り合い、主のお支えを受けられたこと、そしてそのあとに主治医の告知があったのだということをその時、私は初めて知った。

告知[*1]を行う場合、これは医師がすべきものとの強い考えが医師側にはある。しかし、なんと夫人の勇気により、それが愛情の絆の中で、しかも祈りの中になされたことを知り、これこそいちばんよい告知の姿だと、専門職の私は大いに教えられた。

この真実を読者にも伝えたい。

＊1　**告知**

病名、特に癌の病名告知は、医師自らがなすべきであるということが通念《つうねん》であった。しかし、ここに挙げた例からは、最も適した人がまず当人に告知するというのがいかにも妥当《だとう》であるということが納得される。最近はまた、病名告知は、日夜患者を看護している看護責任ナースも参与すべきだという考えが出始めている。このことは、症例それぞれについて検討されなくてはならず、私は医師が告知しても、ナースの同席が望まれるという経験もしばしばしたことを付け加えたい。

患者の喜びと悲しみにともにあずかるナース

私は学長や病院長としての公務や学会活動のほか、日曜日には、教会の礼拝や行事に講演を依頼されることが多い。そのほかにも、一般人を対象にした、健康に生きる方法や老いの迎え方などについての講演にしばしば出かける。

会場で、私の本はよく読んでいますが、初めてお目にかかれて嬉しいと言って挨拶されると、とても嬉しい。講演が済んだ後、何日かが経《た》ってから、手紙をいただく。その手紙の中には「印象深く聞いた」といわれる言葉の一節をとりあげて、「これを私の生き方のしるべとしたい」と切ない思いをこめてのお手紙をよくいただく。いつまでもとっておきたいお便りである。

私の講演の多くは一時間か、時に丸二時間にもわたるが、その中で、その時の聴衆の幾人かと私とのまなざしがタッチする中で、原稿にないインスピレーションに満ちた言葉が口から出てしまうことがよくある。

私が投げた言葉が、私の予想をはるかに超えたエネルギーをもって投げ返される。そのような経験を持つこともしばしばである。私の口から思わず発せられる言葉が、こんなに聞き手の心に感応《かんのう》したかと思うと、感謝するだけでなく、敬虔《けいけん》な気持ちでそれを受け取るばかりである。

そんな手紙の一つを紹介したい。静岡市の病院で働くある看護師さんからの手紙である。

私は四年間、悩みながら病院に勤務してきたナースです（迷いの多い私ですが、ナースとして働く上での大切な生き方が先生から示されたのを感謝します）。先生は講演の最後にこうおっしゃいました。「患者さんの喜びを自分の喜びにしていきましょう。患者さんから鍵をもらい、それで自分の心

の戸を開き、自己表現ができるように……日本の看護師さんは我慢強いけれど、それ以上に患者さんは耐えているのです」と。それを耳にして、私ははっとしました。その時、先生の熱い思いとパワーを強く感じました。
　私の働く病院の内科病棟では、癌や肝硬変《かんこうへん》、呼吸不全の進行した末期患者さんがほとんどのベッドを占めています。いのちの延長のための措置《そち》はなされ、とにかく心臓は打っているものの、患者は痛みを訴え、輸液《ゆえき》の管は何本も血管に押し込まれ、検査は毎日繰り返される。そして、寝たきりが何ヵ月も続き、長くなればなるほど、家族は離れてゆく。患者さんのケアはどこにある？　といぶかりながらも、医師の命令に納得がいかないのにしなければならないこともある。私の患者への感情はどんどん失《う》せてゆく。そのような心境に悩んでいた時に、先生の講演が聞けて嬉しかったのです。

患者さんのことを、英語ではペイシェントという。〝苦しみに耐える人〟

の意味である。そのような人のケアにあずかる心は、十字架をイエスとともに背負う心に通じると私はこのナースに声をかけたい。

耐えることがその人にどんな意味をもつかを私に教えるのは、一つは聖書の言葉、新約聖書のヤコブの手紙の第一章一二節——試練を耐え忍ぶ人はさいわいである。それを忍びとおしたら、神を愛する者たちに約束されたいのちの冠を受けるであろう——である。もう一つは、耐えることは人間にとって大切な三つの特質の一つと言ったV・E・フランクル[*1]の本『それでも人生にイエスと言う』（山田邦男訳・春秋社）である。これをぜひ読んでほしいと思う。

私はこの苦悶《くもん》するナースから、かえっていろいろなことを学んだ。ナースこそは、いつも患者の側にあって、時には患者の喜びにあずかることはあるが、それ以上に患者の苦しみをそばでじっと見ていることが多い。もう少しモルヒネの量をふやせば患者が楽になるのにと思いつつも、医師にそれを伝えることをナースははばかる。

静岡市で働く看護師さん。私は、患者を看取るあなたが、患者と一緒になって耐えていく時、あなた自身が耐えるための鍵を患者さんから与えられるのです、と繰り返し申し上げたい。

＊1 V・E・フランクル

一九〇五〜九七年。オーストリアの精神医学者。ユダヤ人であるため、第二次世界大戦中、アウシュヴィッツの強制収容所で悲惨な体験をした。主著『夜と霧』（みすず書房）は、極限状況におかれた人間の心理、人間の強さと弱さ、愛の偉大さ、生きることの意義などが感動的に綴《つづ》られている。

人間の最後の生き方・尊厳死《そんげんし》

私の本の読者である七十六歳になる婦人から次の手紙をいただいた。

昨夜の先生のNHKのテレビ（一九九一年十一月二十四日、NHKテレビ「日曜インタビュー——死から学ぶ生」）を見て、人間の死に尊厳を与えるように、医師の教育がされるべきだという先生のお考えに強く共鳴しました。

医学はすべての病気を治すことはできず、死に至る病もあります。人間は必ず死ぬものであることを念頭において、治らぬ病気は医者が最後までケアし、どうしたら人間らしく死を迎えさせることができるかということにまで、医者に立ち入ってもらいたいと切に願うものです。
私たちは、寄れば皆同じ心配を話し合っています。病院のベッドに体を縛《しば》りつけられて、ただただ延命《えんめい》のための治療を受けたくはありません。最後は安らかに、温かく、人間らしく死なせてくださる病院がないことの悩みをもっています。病院で惨《みじ》めな最期になったら自殺したいが、その時、そうする力はないだろうと思うと絶望的になります。先生のようなお考えを若い医者によく教育してほしいのです。

この年配の婦人からの手紙を旧臘《きゅうろう》にいただいた後、旧知の婦人からの新春の賀状の一つに次の一文があった。

静かなお正月の三箇日《さんがにち》でした。私は、昨年に八十九歳の母を亡くしました。世間からは天寿《てんじゅ》といわれ、比較的元気であったのに、病院に入院後一週間足らずで生命を落としました。夜中に点滴の針をずらしたということで、ベッドに手を縛られてしまった母の生涯が何であったかと、心が痛みました。そんな思いにあった時、先生が『病むこととみとること』に書かれた文章は心にしみました。

私は、半世紀以上の長きにわたって内科医として働いてきたが、病院でのたいていの人の死にざまは、その人の一生の中で最悪の状態だということをいやというほど見せられてきた。それだけに、この二人の方からの便りを読んだ私は、医学生や若い医師への臨床訓練の中で患者のいのちの質を高くさせることに、指導の医師はもっともっと努力すべきことを教えられた。

伝書鳩《でんしょばと》を長年飼い、鳩のレースにもしばしば参加したアメリカの一人の老人が、鳩の帰りを待たないで救急入院させられた。鳩がレースから帰ってくるのを見たいだろうと思った十歳の孫の男の子が、祖父を看護師に気づかれないように、まだ暗い早朝にこっそりと病院から連れ出すという筋書きのアメリカの小説（R・ライト・キャンベル著『人はふさわしい死を死ぬ』石井清子訳・晶文社）がある。

孫の少年はこの祖父から鳩の飼育を教わり、祖父とともに鳩レースに興味をもっていた。祖父はよく、孫に向かってこう言っていた。「わしは鳩小屋のあるこの生まれた家のベッドで死にたい」と。

孫は、病院のベッドで最期を迎える祖父をいとおしく思い、早朝病院に忍びこみ、祖父をワゴンでこっそり家に連れ出し、そして鳩舎《きゅうしゃ》のあるわが家のベランダにマットレスを置き、そこに瀕死の祖父を寝かす。そこで自分たちの飼った鳩がレースから帰るのを二人で待った。

夜が明けてやっと鳩の帰るのを空高く見た少年の喜びは最高であった。無事にレースの発着点に帰還した鳩の消息を祖父は孫の口から聞きながら、静かに眼を閉じ、永遠の眠りに入った。祖父は望みどおりに鳩舎のあるわが家で死んだ。

この小説と、先の二人のご婦人からの私への便りは、医学生へのよき教えの書となると思う。

Oサインが消えるときまで

　私は一九九一年（平成三年）末、聖隷三方原《せいれいみかたはら》病院ホスピスに入院中の大井《おおい》淳地《あつくに》さんから手紙をいただいた。その後、大井さんはいったん退院して、二十年余りも働いてこられた知的障害の子どもたち、大人たちのための施設「やまばと学園」*1に帰られ、人知れず仕事の整理をして、五ヵ月後にまたホスピスに再入院され、一九九二年五月十二日に死亡された。享年六十一歳。

　この方が三十五年以上も前に聖路加国際病院に入院された時に、私は若かった大井さんを診察して知っていたはずであるが、その手紙をいただくまでは、私の記憶から消えていた。申し訳なく思っている。

　この施設の月刊誌『やまばと』が、なんとなく私の家に送られてきていたことから、私の妻は、その内容と編集者の熱意に打たれ、この施設に関心を示し、よく私に一度「やまばと学園」を訪れてみたいと言っていた。それが大井さんの生存中に果たされなく終わったことを、私も妻とともに残念に思った。

肝癌のために病床にあった大井さんに、私の妻はお見舞いの手紙を書いた。それに大井さんは応えて次の手紙をくださった。

日野原重明・静子様

アドベント・カードと『病むことみとること』をお送りくださいまして、ありがとうございました。感謝します。

今、エーリッヒ・フロムの『愛するということ』『生きるということ』を読み始めております。この著者の本には集中して生きるという大切な点を教えられます（集中してと書いたのは、近づく死を意識してのこと）。……

肝臓には四ヵ所にガンがあり、塞栓《そくせん》療法を二回、食道静脈瘤《じょうみゃくりゅう》の硬化《こうか》療法を三回うけました。いずれも内科医と映像診断部門のごく普通の仕事になっていますね。

医師からは、新しい責任を負う仕事は引き受けないこと、なぜならばその時間がないと思われるから、と言われております。検査並びに治療後の後遺症《こういしょう》は大きく、毎日の生活では苦しんでいますが、ここにいても、科学者がこれ以上のことで現在は手の打ちようはありませんので、十二月八日にここを去ります。

実は、信頼関係が確立している主治医が十二月いっぱいで退職するということをめぐり、看護部門と医師との激しい意見の対立に否応《いやおう》なく巻き込まれて、ほんろうされて、今日まで自分のガンのことなど忘れておりました。

それがやっと一段落したところへ、先生からカードが届いたというわけです。

なにごとも集中して、全身で現在を生きよう、と心に決めました。

ほかに何か注意すべき点があれば、ぜひご教示くださいませ。『やまばと』のあとがきのOのサインが消えるときまで。主に在《あ》って、先生のご健康とお仕事が、神よりのあわれみと祝福に満ちたものでありますように、奥様の病の苦痛の少なきことを切に祈ります。

取り急ぎお礼のみ一筆いたしました。

一九九一年十二月五日

大井淳地

手で書くということが苦痛ですので、ワープロで記させていただきました。

大井さんは、幼い時の事故のために脊椎損傷《せきついそんしょう》を受け、そのため歩行障害が後遺症となった。これが動機となり、「牧ノ原やまばと学園」に入所し、その創立から二十年余りも通して勤められ、生涯をこの事業に捧げられた。敬愛してやまなかったマククラクラン婦人宣教師の教えを受けて受洗。榛原《はいばら》教会

での威儀《いぎ》を正《ただ》した大井さんの礼拝出席の姿は、会衆に強いインパクトを与えたと言われる。

大井さんは四月一日、ちょうど教会では受難週の金曜日に聖隷三方原病院ホスピスに最後の入院をし、その一ヵ月後に亡くなられた。入院中に『やまばと』五月号最後のページにいつものように編集後記を書き、手紙にあったように最後のイニシャル「O」のサインをされている。この編集後記には、「死について考えることは(たとえ自分がまだ不治の病気に冒されていなくても)、わたしたちすべてにとって、時間の尊さに気付き、満たされた人生を送るきっかけとなるでしょうに。……〈O〉」とあった。

私は、大井さんの死の受容を通して、有限の人生を生きることについてひとしお深く考えさせられた。

＊1　**「やまばと学園」**

社会福祉法人牧ノ原やまばと学園は一九七〇年四月開園。理事長、長沢道子。大井淳地さんは理事の一人。知的障害児施設のやまばと学園のほか、やまばと成人寮、垂穂寮と特別養護老人ホームの聖ルカホームもある。創設者が掲《かか》げたモットー「ともに生きる」は、日本のこれからの進路に大きな指標《しひょう》となるに違いない。

病苦《びょうく》を克服して最期を静かに待っていた婦人

癌の患者の堀夫人——もともとは薬局を大きく開業し、趣味として舞踊《ぶよう》を楽しみ、ステージでのあでやかな姿をテレフォン・カードにまでして私に送ってくださった——のことを、私は折に触れて思い出す。彼女は私の本の読者であった。

堀さんは、骨の癌といわれる骨髄腫《こつずいしゅ》を病み、激しい腰痛のために寝たきりとなり、整形外科的手術の後遺症による下半身の感覚異常に悩まされていると手紙に書いてこられた。私が神奈川県にホスピスを建てる計画に強い関心をもたれ、痛みの緩和が期待できるホスピスへの入居を切望して私へ手紙を書かれたことが、私との文通のきっかけになった。

私は、堀さんの住む新潟市にある市民病院の院長に、私の代わりに診察を依頼した。その病院から、彼女は、私が理事長をしている財団の建てるホスピスの開院が間に合わないままに、新潟県長岡市の仏教ホスピス、長岡西病院ビハーラ病棟に入院されることになった。ホスピスとは、癌の患者さんから痛みを除き、人格的な対応をし、死を前向きに受容できる環境を患者に与える施設であるということが、やっと日本の一般の方々にもご理解いただけるようになったためである。

その堀さんが視力が衰え、自分でペンをとりにくくなったので、僧侶《そうりょ》の方の代筆《だいひつ》で私信《ししん》を寄せられたことがある。その二ヵ月前に彼女に出した私の手紙への返信である。

日野原先生、お手紙ただただうれしゅうございました。現在の私は一日一日と視力もなくなり、もちろんお手紙を書けず、しかし、なんとか先生にお礼を申し上げたかったのでございます。それが僧侶のIさんのたすけを借りて書くことができ、本当にうれしゅうございます。このビハーラの主治医からは、あと半年、長くて一年と教えていただき、ある程度不安がとれました。

先生は本の中でこうおっしゃいました。「人間の一生を千として、九九九が幸せであっても、最後の一《いっ》の人生が不幸だとしたら、その人の人生は一生不幸といわねばならない」と。私は今その最後の一の人生でございます。痛みもなく安らかに旅立てることを祈るばかりです。

先生の長い間の理想のホスピスが九月オープンとのことですね。私もうれしゅうございます。先生、ご健康にお気を付けになって……。

四月六日　　　　堀松江より

この手紙にはビハーラの僧侶の方からの次の手紙が同封されてあった。

――堀さんは、大きな字はまだ読まれます。おじやや、きゅうり、果物を少しずつ召し上がれます。雪国の長岡に咲き出した桜の花を窓辺に、また花器のパンジーの紫色をながめておられます。
私とは、まだ交《まじ》わりの日も浅いのですが、人生の出会いは長さなど必要ないという感じです。今後も痛みがきませんようにと私の方が願っています。

ビハーラ僧侶より

訴えが多く、毎回一〇枚以上もの手紙を私に書かれた堀さんだったが、この時の彼女は、残りの一年は決して短くないという心境になっておられた。「いのちは長さでなく、深さです」――私は以前に、こう彼女に書いたことがある。私はこのお手紙で、彼女の真実な実存の姿を大きく見せられて、病苦を克服して最期を静かに待たれている堀さんに、私の方が深く教えられたのである。

この僧侶からの手紙をもらって一月《ひとつき》と三週間経《た》った五月二十九日に、東京から上越新幹線に乗り、長岡市に向かった。そして午後八時にビハーラを訪れた。私は彼女の生が終わる前にどうしても一度じかに彼女に会って訣《わか》れをしたいと思った。

私は、家族の方（ご主人と娘の悦子さん）と主治医と担当のナース、ソーシャルワーカーに会って、彼女の病態をまず聞いた。彼女は最近急に食事がとれなくなり、言葉も出さず、あと二週間ももたない緊迫《きんぱく》状態にあることを知らされた。

病室に入って、初めてこのご婦人に対面した。私は一方の手で彼女の右手を握り、他方の手をその汗ばんだ額の上に当てて、ご挨拶をした。彼女から感謝の声が出たことを周囲の誰もが驚いた。彼女の口からたて続けに言葉が流れた。

堀さんがまだ元気だった頃、病室にワープロを持ち込んで自分史を書き、私に送ってくださったことがある。私は、多忙のため十分彼女に答えることができなかったことを、最期の近い病床で彼女に詫《わ》びた。

私の訪問二週間後に、娘さんは、訪問後の様子を、手紙で次のように知らせてくださった。


日野原先生、先日はお忙しいところ、母へのお見舞いを受け、本当にありがとうございました。先生にお目にかかった後の母は、とても幸福そうで、その翌日病院に行ったところ、今までにない、とても落ち着いた表情で、少し前のイライラしたところがすっかり消えて、すべてをありのままに受け入れる姿というか、本来の母の姿に戻りました。

先生のお言葉が何よりの励《はげ》ましであり、心の底から安堵《あんど》した様子、そしてやはり、一日一日弱ってはいますが、昨日は何の話の時か、ニコニコと笑顔になりました。先生の力強いお言葉で母の魂が救われて、失いかけていた自分をとり戻したような気がします。

……あとどのくらい頑張れるか分かりませんが、先生の「肉体が病んでも心が病まない人にはその病に耐えられる不思議な力が与えられる」、この言葉がようやく納得できました。今の母はとてもおだやかで、時々一生懸命に心でしゃべっています。昔のことなどが思い出されるようです。限られた日を安らかに、そして、一日でも長く生きてほしいと思います。

もうすぐ先生のホスピスが完成ですね、……ターミナル・ケアの各地での動き、先生のピースハウスが日本中の病院に大きな感動を与えて、ターミナル・ケアが充実したら、とてもすばらしいことです。

私のホスピスができるのを待たず死んでいく母親の心、満ち足りた思いで死を迎える平安の心が、娘さんに美しくバトンタッチされている。末期癌患者の心をケアするホスピスが、日本中の各地に作られることを熱望する一婦人の心の思いが、こんなにこの娘さんに伝わり、家族の方々がこの患者さんの生涯を祝福するような思いで最期を待っておられるその姿に、私は、むしろ教えられ、励まされたのであった。

痛みの激しい骨髄腫を長年病みながら強く生きた堀さんは、私が長岡のビハーラを訪れたあと、約一月して亡くなられた。

娘さんに伝えられたホスピスへの思い

骨髄腫《こつずいしゅ》を病んでいる間の五年間、私と文通を交わした堀夫人が長岡西病院ビハーラ病棟で亡くなられてから四十九日が過ぎた九月の下旬に、私は娘さんの悦子さんから次の便りをいただいた。九月二十三日は、私が理事長をしている財団法人ライフ・プランニング・センターが神奈川県に企画したホスピス「ピースハウス」がようやく竣工式《しゅんこうしき》を迎えた日であった。

――長かった母の闘病生活の中で、ビハーラでの母の最後の人生は、一番母らしく輝いていたように思い出されます。

死を目前にしている者にとっては、痛み、不安、恐怖など、あらゆることが苦痛なのに、その中で一つずつが解放されて、そして穏やかに旅立っていくことができました。この事実は、体験したものでなければわからないことです。

ビハーラに入院してからも、先生の力強い励ましのお言葉で、あんなにも安心と落ち着きを得ることができました。これ以上はないと思えるくらい、安らいだ姿に落ち着けました。それを見て、なぜもっと早くにホスピスに入院させられなかったかと、私の力不足を感じさせられました。

母があんなにも夢みて待っていた先生の計画のピースハウスの完成、おめでとうございます。……欧米での宗教に基づいたホスピスのようなものが、日本でも定着してほしいと思います。……それには、地域に根ざしたホスピス活動が展開されなければなりません。

もっと多くの病院が、その病院の一角に、小さくてもホスピス病棟を併《へい》設《せつ》していただければと思います。

先生、どうぞこれからも、日本の理想的な医療のためにご尽力《じんりょく》ください

——ますように。けれども、あまりご無理なさらないよう、くれぐれもお体にお気をつけください。母に代わりまして、御礼申し上げます。

一九六七年に、ロンドン郊外にホスピスの第一号としてセント・クリストファーズ・ホスピスが、シシリー・ソンダース医師により作られた。それから英国、オーストラリア、米国、カナダその他に二〇〇〇を超えるホスピスが作られている。

欧米やオーストラリアには、独立型のホスピスと、病院内の一病棟に緩和ケア病棟という名で特別に設けられたホスピスとがある。また、在宅で死を平和に迎えることを希望する患者さんには、ホスピス・チーム（医師や看護師やボランティア）が往診《おうしん》して在宅ケアを行っている。独立型ホスピスと緩和ケア病棟と在宅ケアの三つは、相互間に緊密な連結がとられている。

日本には、まだわずか二二ヵ所（一九九六年三月現在）の緩和ケア病棟もしくはホスピスしかない。私たちの企画した独立型ホスピスは、日本で最初[*1]

のモデルである。私たちのホスピスの竣工が遅れたために、あんなに待ちこがれていた堀さんに入院してもらえなかったことは残念だったが、娘さんの便りで、私はやっと心を鎮《しず》めることができた。

私は、もう一度堀さんが私に書かれた最後の手紙を読み返してみた。

――先生の長い間の理想のホスピスが九月オープンとのことですね。私もうれしゅうございます。先生、ご健康にお気を付けになって……。

ホスピスへの思いが、母親から娘さんにこんなにも純粋に伝えられる、その心の絆《きずな》に、私は教えられることが大きい。

＊1　**緩和ケア病棟**

英語ではPalliative care unit（PCU）という。病院に入院している癌患者にあらゆる治療をしても効なく、自然の死を待つしかないと思われる病状にまで進行した患者を病院内のこの病棟に移して、できるだけ、痛みその他の苦しい症状を緩和するように、上手にモルヒネなどを使って患者を楽にしてあげ、さらに精神的苦しみや霊的な悩みに対しても、カウンセラーや宗教家、またボランティアの助けを借りて、死の恐怖から守ってあげるような全人的医療サービスをする病棟のこと。病院としてPCU認可の資格を取るには、厚生省（現・厚生労働省）が決めた病棟の広さや設備や看護師が、普通病棟以上であるという条件を満たすものでなければならない。

病院の中のPCUでなくて、病院からは独立し遊離《ゆうり》した施設は独立型ホスピスと呼ばれており、日本では一九九六年三月現在で二一のPCUと一つの独立型ホスピスが認可されている。そこは、予後《よご》六ヵ月までと医師に診断された末期癌患者とエイズ患者を入院させるところという規定がある。（注）巻末に最新のデータを入れた。

人間は病むもの、病人に差別はない

　私は二年ごとに、夏休みに医師や看護師、ボランティアと一緒に外国のホスピスを訪れているが、一九九二年（平成四年）には約十日間北アメリカを旅し、バンクーバー市とシアトル市のホスピスを訪問した。見学したのは、カナダの二つの総合病院の中のホスピス病棟（北米では緩和ケア病棟と呼んでいる）とシアトル市の総合病院のホスピス病棟のほか、病院とは独立した、末期患者が入る小規模ホスピスの二ヵ所と、エイズ患者専門の独立型ホスピスの計六ヵ所であった。

　ホスピスというと、日本では末期癌《がん》患者用の施設[*1]と誰もが思っているが、英米では、多くのホスピスに癌患者とともにエイズ患者が入所しているのが現状である。

アメリカの中で一番早くできたエイズ患者専門の独立型ホスピスが、私の訪れたシアトル市のベーレイ・ブッシュ・ハウスである。一九九〇年に住民の寄付六億円と市の援助金二億円とで建てられた、三五人の患者が入所できる立派なホスピスである。

シアトル市のややはずれにあって、ボランティアをしておられる熊坂《くまさか》夫人が車で案内してくださった。建物の小さな通用門は商店街に面していた。中庭に車を寄せると立派な玄関があった。よく町の真ん中にこのような施設ができたものだ、日本では考えられない話だと、私は熊坂夫人に話した。後の案内の方の説明では、建設にあたって公聴会がもたれた時、近所の住民の一人だけが反対したにすぎないので、予定どおりここに建物が建てられた由《よし》である。

あらかじめ手紙で打ち合わせていたベンソン女史（入院係）が玄関に待っておられ、私は熊坂夫人とともに中に通された。

ここは、バージニア・メゾン・メディカル・センターの私的な経営で、入院料は一日二八〇ドルであるが、貧しくて払えない人には公的補助がある。入所患者の九割は男であり、麻薬中毒による注射でのHIV感染患者は五パーセントという。

ここでは、三五の入院患者用の個室（トイレ、シャワー付き）と、一日一〇〇名のエイズ患者のデイ・ケアが提供されている。デイ・ケアの患者は朝ここに来て、夕刻までの時間を気楽に過ごすことができ、朝食、昼食、スナックのサービスがある。いつでも食べられる食堂のほか、作業療法室や四つのサンルーム、ピアノのあるパーラー、面談室、グリーンハウスまでもがあった。

ここに入所した患者は平均六週間で死亡し、一ヵ月間の死亡者数は二〇人にのぼるとのことである。このような患者には二十四時間を通して看護師のケアがあり、苦しまないで死ねるよう、あらゆる手立てがなされている。

私たちは患者さんとも会話を交わした。この人が間もなく死ぬとは思われないような、死のすぐ前までも普通の生活をし、家族も一緒に病室に泊まれるようになっている。アルコールはぶどう酒一杯くらいは許され、特別の場所では喫煙も許されている。

牧師や神父、カウンセラーが患者に接して心の悩みが聴きとられ、死ぬ前に洗礼を受ける人もある。ここにはボランティアとして二〇〇人もの方が出入りして、患者さんの世話をしている。ここに勤務する職員やボランティアは、なぜこの人はこの病気に感染したかなど、誰も問わない。〝心の友〟といった人間関係である。

人間はすべて病むもの、病人に差別はない。人を差別しないとはどういうことか、誰のいのちも同じように大切であるといったことをしみじみ感じさせられた。

＊1　エイズ患者の入所

二〇一〜二〇二ページにも詳述《しょうじゅつ》したが、日本では、緩和ケア病棟（独立型ホスピスを含む）は、厚生省（現・厚生労働省）の規定では予後六ヵ月以内の癌患者またはエイズ患者の特別の施設となっている。しかし、日本ではまだ、公認されている施設の入院患者は原則として末期癌患者が対象である。ここに紹介したようなエイズ患者のための専門ホスピスは、まだ日本にはない。

雪の降るまちを

ピースハウス（日本で最初の独立型ホスピス）が一九九三年（平成五年）九月にオープンして約半年が経過した時のことであった。夫婦ともに、癌の手術を聖路加国際病院で同じ時に受けられたH夫妻が、術後、一緒にピースハウスに入院された。夫人は早期の胃癌の手術であったが、ご主人の方は、四回目の多発癌としての直腸癌の手術であった。声楽家でもあるH夫人は、ピースハウスに入院後、ほかの入院患者のために、富士山の見えるホスピス二階の松本記念ホールで小音楽会をしてくださった。

四十九歳で乳癌が発見され、手術を受けられたが、その後の骨転移のために入院しておられた患者T子さんは、その時のH夫人の音楽会に出られて非常に喜ばれた。しかし、そのT子さんは、一九九四年の成人の日の朝九時、長女の方が、成人の日のお祝いに美しく和服を装って「お母さん、行って参ります」と言って病床《びょうしょう》を離れて間なしに、死亡された。その朝は危篤《きとく》状態であったので、娘さんは、後ろ髪を引かれる思いで病床を去られたものと思う。

ご主人から、四十九日忌の法要が済み、納骨したという報告の絵葉書が、ホスピスで三ヵ月余りお世話した医療スタッフに送られてきた。

故T子入院中は、大変お世話になりました。成人式の日に、息子に手を取られながら、そして好きだった『雪の降るまちを』[*1]の曲を聞きながら、本当に穏やかな最期を迎えさせていただき、ありがとうございました。

死亡の前夜からボランティア医として宿直された、音楽療法の指導者でもあるS先生が、その朝、病棟のロビーにあるピアノでT子さんのお好きだというこの曲を楽譜なしで弾かれ、その響きが患者さんの耳元に流されたのだった。

ご主人は、さらにこう書かれた。

――――――――

生前よりの故人の意志でもあり、私ども家族の感謝の気持ちとして、ささやかではありますが、ピースハウス募金口座に振り込ませていただきました。「死ぬのがとても怖いの！　お父さん」と言ってもいた妻と同じような気持ちで来られる人たちのために、これからもよいケアをお願いします。からだの痛みより心の痛みをとってあげられたらと思います。

春になったら、彼女の写真を抱いて山を歩いてこようと思っています。

――――――――

そして、丘のある風景画の絵葉書の余白に、次の一文が書かれてあった。

――「私、今お父さんの横に座ったよね！」明確に聞き取れた最後の言葉でした。その時はただ、彼女の肩へ差し入れた両手に力をいれただけのことでしたが……

私は、時々ボランティア医の当直を兼ねてピースハウスを訪れるが、そのたびに彼女を病床に見舞った。ご主人は昼も夜も、四六時中、個室の奥さんのベッドのそばに付き添っておられた。

家業の仕事をすっかりやめて奥さんの看護に専心しておられたご主人の彼女への優しいいたわりの心が、いつも笑顔をたたえた穏やかな顔の表情として表れていた。私は、妻の介護に家業まで捨てた健気《けなげ》な彼の姿に強い感動を覚えた。病む妻とともに闘病し、週ごとに迫る死の足音を聞きながらも、愛する奥さんと一緒に今日の一日一日を、しっかりかみしめて生きておられた、その穏やかな姿を私は忘れることはできない。

晴着姿の娘さんを見送ったT子さんは、やっと母親としての務《つと》めを果たしたという心のゆるみでか血圧が下がり、急逝《きゅうせい》された。私との病床での会話で、彼女は何度も、娘の成人式までは生きていたいと言われていたが、その通りになった。

癌末期の患者さんが、余命が幾許《いくばく》もないことを知ってホスピスに入られるが、残された日々のためにも、患者さんには何かの希望が与えられなければならないと思う。治らない癌だから、いのちをあきらめなさいと言うのではなく、でも「娘が成人式を迎えるまでは生きたい」と願う心を大切にして、その日を迎えさせるように最大の努力をした。その願いが、いのちの一日一日を保証するものとなることを、私はしばしば末期患者の実例で教えられる。

＊1『**雪の降るまちを**』

内村直也《うちむらなおや》作詞、中田喜直《なかだよしなお》作曲。一九四九年（昭和二十四年）にＮＨＫから放送された放送劇「えり子と共に」の挿入歌で、このラジオ歌曲は当時、日本中で広く歌われた。この曲は途中で見事な変調がみられ、メロディーが歌詞の単語のアクセントによく合って、素晴らしい。

オスラー博士を師として

一九九四年（平成六年）の五月に、私が会長をしている日本オスラー協会の会員一三名とともに、ロンドンとオックスフォードで開催されたアメリカ・オスラー協会の年次大会に出席した。私は、ウィリアム・オスラー博士[*1]に内科医としての生き方を学んだことへの感謝から、その思想と生き方を日本の若い医師に何とか伝えたいと思って、一九八三年（昭和五十八年）に日本オスラー協会を結成した。

私がオスラー博士を知ったのは、彼の逝去《せいきょ》後四半世紀を経た終戦直後のことであった。医学生へのオスラーの講演集『平静の心』[*2]（Aequanimitas）と、オスラー博士の弟子の脳外科医ハーヴェイ・クッシング著の『オスラー卿《きょう》の生涯』をその時に読み、オスラー先生こそは私が医師として生きる道のモデルだと思った。

私は一九五一年から一年間米国に留学したが、その間に、オスラーがオックスフォード大学の欽定《きんてい》教授をしていた頃の直弟子《じきでし》の二人の教授、アメリカ合衆国のデューク大学のデビィソン教授とカリフォルニア大学のホルマン教授にも会って、ありし日のオスラー博士の容姿と行動と人柄について直接伺うことができた。

オスラー博士は一八四九年、カナダのオンタリオ州の寒村《かんそん》に英国から赴任《ふにん》した宣教師の八番目の子として生まれた。神学志願の途中から医学に転向して、カナダのマギル大学医学部を一八七二年に卒業。欧州留学二年後に母校に帰り、医学原論や病理学を教えた。三十五歳の時にアメリカ合衆国のペンシルベニア大学医学部内科教授に、次いでジョンズ・ホプキンズ大学に新設された医学部の内科教授となったが、晩年はオックスフォード大学の欽定教授として、一九一九年に死亡するまで医学の研究、教育、診療に生涯を捧げた。

学会のプログラムの一環として、彼が十四年間住んでいたオックスフォードの家を訪問した。この家は、医学生や若い医師から「オープン・アームズの家」と呼ばれていた。オスラー博士は、いつも医学生や若い医師を数多く自宅に招《まね》いて食事をともにし、医学の話のほかに、医師としての生き方も語り合った。

オスラー博士は、患者と家族とを本当に愛し、内科教授としての研究をしながらも、しばしば往診もしたが、出先の子どもたちとよく戯《たわむ》れ、無邪気な子どもを心から愛した。また同時に、老人のよき友となり、週末には、オックスフォードから一五マイル離れたユーウェルムという田舎の教会付属の老人ホームを訪れ、ここに泊まった。

オスラー博士の医師としての生き方の根底には、マタイによる福音書の七章一二節の黄金律《おうごんりつ》「すべて人にせられんと思ふことは、人にもまたそのごとくせよ」の聖句があった。そして、いつも喜ぶ者とともに喜び、悲しむ者の友となり、子ども、大人、老人の心の支えとなった。

彼の医学生への講演は、『平静の心』と題してアメリカ合衆国で出版されたが、これは、昔は製薬会社のリリー社から、アメリカの医学校卒業生に卒業祝いとして寄贈されたものであった。その本を私は終戦直後に聖路加国際病院を接収した連合軍病院のバワーズ院長からいただき、これを読んで初めてオスラーを知ったのである。

この本を私は仁木久恵《にきひさえ》教授と共訳して一九八三年に出版したが、そのほかに、一九九三年には自著として九〇〇ページにわたるオスラー博士の伝記『医の道を求めて――ウィリアム・オスラー博士の生涯に学ぶ』を医学書院から出版した。

私は医師のモデルとしてオスラー博士を尊敬しているが、オスラー博士は*3自分のモデルを、十七世紀の英国の医師で名著『医師の信仰』*5の著者トマス・ブラウン卿と、紀元一世紀のマルクス・アウレリウス*4やエピクテートスなどのストア学派に求め、人生の生き方を学んだ。オスラー博士は、常に患者の心の囁《ささや》きに耳を傾けたが、その患者をいとおしむ心を私はオスラー博士から学ぼうと努力している。

オスラー博士は、百年前にすでに、今日、各国のホスピスで行われているような、死の避けられない、そして痛みに苦しむ病人には「アヘン、つまりモルヒネを自由に、しかし法的限度をもって用いた」臨床医であった。モルヒネは、少量ずつ、次第に増量し、その効果が終日続くような内服や皮下注射の処方さえすれば、あまり副作用なく、かつ意識ははっきり保たせながら、その痛みや息苦しさを止めることができる。

長年の内科臨床のベテランのオスラー博士は、不治の病気に悩む人や、病む高齢者の最期を看取られた医師であったが、もしオスラー博士が今日現れれば、先生の死後半世紀以上も経《た》って、ようやく医師も病人の尊厳死を認めるようになってきたことに安心されるに違いない。

オスラー博士について私がもう一つ感心していることは、幼い子どもに対しても、死を前にしたいのちの意味を、まるでおとぎ話のように語られたというシーンである。死を受容する心を、上手に患者や家族に語られたのである。

それは一九一八年のことであった。六十九歳のオスラー博士は、死を前にした少女ジャネットを、一ヵ月間毎日のように往診された。以下は、クッシング教授によって書かれたオスラー伝に紹介されている、その女の子の母親の手記である。

……心を揺さぶる時があった。――十一月の寒く冷えびえするある朝、娘の死も迫っていた時のことである。先生は、大事に紙で包んだ一本のきれいな赤いバラの花を、内ポケットから秘かに取り出して、先生が、その庭に咲いた夏の最後のこの花をどんな心で眺め、またそのそばを通った先生によって、どうしてこの花が摘みとられ、またこの花がお供をして、この小さな娘に会いに行きたいといったかを話してきかされた。

……この少女は、妖精でも、人間でも、その頬の上にいつまでも赤いバラの色を保っておくことができないこと（切り取られたバラのように――著者注）、また、一つの所にいたいだけいることができないこと、だけどまた別のホームにあって幸福でいられることを、また後に残るもの、とくにその両親に、訣れをいやなふうに思わせないようにすべきことなどがよく納得できたのです。こうしてこの少女は、何もかもすべて知ってしまったが、不幸ではなかったのです。

庭から切り取られたバラは、オスラーのメッセージを具体的に示したもので、このオスラーの往診のパフォーマンスには、私たちが学ぶべきことが非常に大きい。

＊1　ウィリアム・オスラー

一八四九〜一九一九年。カナダの寒村に宣教師の息子として生まれ、のちに医師になり、母校のマギル大学やアメリカ合衆国のペンシルベニア大学、ジョンズ・ホプキンズ大学の医学部の内科教授となった。そして一九〇五年、イギリスのオックスフォード大学欽定教授として招聘《しょうへい》され、その地で没した。一人息子リビアを第一次世界大戦で失い、その二年後に迎えた死であった。オスラーの医学生への講演集『Aequanimitas』（『平静の心』日野原重明・仁木久恵訳、医学書院）の中には数多くの医学生へのメッセージが収録されている。

＊2　『平静の心』

オスラーは、カナダとアメリカ合衆国と英国で医学生や教師たちに数多い講演を行っている。その中の二二回に及ぶアメリカでの医学生への講演をまとめ、一九〇六年にラテン語の Aequanimitas という題名で本を出版した。その中の主なもの一五編と、オスラーが英国に渡ってから逝《な》くなるまでに行った三編の代表的な講演を加えて私と仁木久恵教授で翻訳出版した。発行は医学書院。

＊3　**トマス・ブラウン卿**

一六〇一～八二年。英国のノリッジに住んだ臨床医であり、また思想家、神学者でもあった。著書『医師の信仰』はオスラーの人生哲学の基礎作りをした書物で、オスラーの座右《ざゆう》の書とされ、死んだ時には、これを柩《ひつぎ》の上に置くようにと遺言《ゆいごん》した。

＊4　**マルクス・アウレリウス**

一二一～一八〇年。ローマ皇帝として在位（一六一～一八〇年）。また、ストア学派の哲人でもあり、著書に『自省録』がある。

＊5　**エピクテートス**

五五年頃～一三五年頃。ギリシアの哲学者。ストア派に属する。著書に『提要』。マルクス・アウレリウスにも大きな影響を与えている。

なお、W・オスラー博士についての日本語の本としては、以下の三冊がある。

・日野原重明『医学するこころ――オスラー博士の生涯』（岩波書店）
・日野原重明『医の道を求めて――ウィリアム・オスラー博士の生涯に学ぶ』（医学書院）
・日野原重明・仁木久恵共訳『平静の心』（医学書院）

また英文としては、

・『平静の心』の原書 "Aequanimitas――with Other Addresses to Medical Students, Nurses, and Practitioners of Medicine" McGraw-Hill, New York, 1906
・オスラーの伝記 "The Life of Sir William Osler" by Harvey Cushing, Oxford University Press, 1940

死を静かに受容された婦人の旅立ち

一九九四年（平成六年）の八月十日から、私はオーストラリアとニュージーランドのホスピス研修ツアーに十一日間出かけたが、その旅に出る直前に、私が理事長をしている財団が建てた、日本で最初の独立型ホスピスであるピースハウスを訪れた。その時、重症にもかかわらず、最近車椅子で食堂に出られるまでに気力を取り戻された六十二歳のO夫人と一緒に朝の食事をとった。そして、二週間後に帰ったらおみやげ話をしましょうと言って別れた。

その彼女が急逝されたことを、私は成田空港に帰ったとたんに知らされ、約束を果たせないことをとても残念に思った。

　その二日後、ご主人から、次のような彼女から私たちへのお別れの手紙が送られてきた。

　今年の夏は、例年になく暑い日が続きましたが、お元気でお過ごしのことと存じます。このたび、私はこのようなお手紙を差し上げなければならなくなりました。皆さまに支えられて私の人生は幸福そのものでした。心からの皆さまの優しさや、いろいろな形の愛を私はいただいてまいりました。……

　十二年間の仕事（高級菓子の指導とお店作り）を思い出に引退させていただきました。理由は私的なことながら、……ところが、青天の霹靂《へきれき》と申しましょうか、その年の七月末、突然に左の胸が痛みだし、医者の診断では乳腺炎か乳輪化膿症と言われ、少し安心しておりましたが、その後の数回の検査の結果、分かりにくい悪性のものと診断され、同年十月のはじめに手術をしていただきました。回復のために注射やホルモン剤、その他の薬を服用しました。しかし、手術前に骨にまで癌が転移していたのです。私の驚きと悲しみは言いようもありませんでした。

その後、自分の納得いく治療を考え、いろいろな自然療法に移り、……そして、二月下旬、足柄上郡中井町《あしがらかみぐんなかいちょう》のピースハウスに入院し、牧師、医師、看護師、職員、そしてボランティアの皆さまの手厚い看護のもとに家族同様の触れ合いのなかで、私は予想以上に楽しく生きられたことと信じています。

この手紙がお手元に届くころ、私はこの世におりませんが、心から感謝をこめながら、一つだけ最後の私のわがままをお許しください。

それは、私の葬儀《そうぎ》を、静かに家族のみでの密葬《みっそう》で行わせていただきたいのです。主人がはやく絵の方の仕事に専心《せんしん》できるよう、そっとしていただき、皆さまからのお供物やお香典は、まことに勝手ですがご遠慮させていただきたいのです。

そして、皆さまと私が生前中触れ合った楽しいひとときを思い出していただき、このたよりを読み終わりましたならば、火に燃やし、煙にかえしていただきたく存じます。……
本当にありがとうございました。
平成六年八月十九日
T・O

ご主人からの手紙には、こう書かれていた。

T子の最後にお世話になりましたホスピスの廊下の壁に掲げられてありましたヘルマン・ホイヴェルス神父によって紹介された「最上のわざ」と題した次の詩（五一～五二ページ参照）が、彼女はとても好きでした。妻はおそらく、この詩の心境で旅立ちをしたと思います。

手は何もできない　けれども最後まで合掌《がっしょう》できる
愛するすべての人のうえに、神の恵みを求めるために――

癌で亡くなられた患者さんの言葉

一九九四年（平成六年）の九月二十三日、私が理事長をしているホスピスの創立一周年の小さな催しが、平塚《ひらつか》市郊外中井町のピースハウスでもたれた。開院後一年のうちに、六〇人の癌の患者さんが亡くなられた。一番多いのが肺癌、次いで乳癌、大腸癌、そして第四位は胃癌。胃癌は、早く発見されれば、ほぼ全治するほどに今日の医学は進歩した。最近の日本人は塩のとり方が減ってきたが、そのせいもあり、日本人が胃癌にかかる率は下がってきたようである。

第一位は肺癌によるものだが、肺癌は、タバコによる肺癌と、タバコとは関係なしに体質的に起こる腺癌《せんがん》、小細胞癌などがある。いずれも、よほど早く発見して手術がされないと全治しない。手術例の大半は二年も経《た》つと再発する。

「パイオニア」というと、今は世界の音響機器メーカーのトップにあるが、この会社は一九三八年（昭和十三年）、福音《ふくいん》商会電機製作所という名で創業された。創業者・松本ご夫妻の努力でその事業は発展し、その後パイオニアと改称されるに至った。ピースハウスには、二階に松本記念ホールという小ぢんまりした多目的ホールがあるが、ここは、熱心なクリスチャンでもあり、ホスピスの後援者でもあったパイオニア会長の故松本望《まつもとのぞむ》氏の寄付によって作られたのである。

創立一周年の会は、このホールで催された。故松本望氏未亡人・松本千代夫人のほかに、ピースハウスで亡くなられた方それぞれの家族の方々により、故人の思い出が涙の中に、しかし、感謝の言葉一杯で語られた。

二番目に挨拶されたK夫人は、こう語られた。

「ボランティアの当直医の日野原先生は、病室に入ってゆっくり主人を診察してくださった。主人はその後間もなく死にましたが、死ぬ前に私に主人が話したことは、自分は日野原先生がなされたように、あんな丁寧な診察を受けたことは、生涯の中でほかになかったということでした。主人は、このことを心から喜んでいました」

私は、このひと言を聞いた時、自分が医師になったことに対して最高に感謝した。この一人の患者さんの限られた生涯の果てに、私のちょっとした行動の一つがそのような心の喜びを与えたのだとすると、癌は無残に夫人から夫を奪ったが、ご主人のごく短く残されたいのちに、私は、魂を潤《うるお》す水を幾滴かでも差し上げることができたのかもしれない。そう考えると、「私はただ、この一人の患者さんを診察したことに対してだけでも医師になってよかった」と感謝したい気持ちで心は一杯になった。

私は、医学生であった若き日にシュヴァイツァーの伝記を読み、シュヴァイツァーが赤道直下のコンゴの地で、ハンセン病やマラリアや鼠径《そけい》ヘルニアなどで苦しむアフリカの黒人のための医療奉仕に生涯を捧げられたことにひどく心を打たれたが、彼の著書『わが生活と思想より』[*1]（竹山道雄訳・白水社）の中に次の一文があることを思い出し、本を開いた。

しかし、私には至福《しふく》がある。——私は慈悲《じひ》のために奉仕することを許されている。私の事業は成功である。多くの愛を享《う》け、多くの親切をも味った。私を忠実に助け、私の事業をかれら自身の仕事とする人々がいる。私は極度に緊張した仕事に堪《た》えうる健康を持っている。また常に平《へい》衡《こう》を失わぬ気質も持っている。落着《らくちゃく》と熟慮を以《もっ》て事を敢行《かんこう》する精力も持っている。そして最後に、運命として定められたことの一切を運命として知り、感謝の犠牲を献《ささ》ぐべき或物《あるもの》として之《これ》を受け取ることができるのは、また私の至福である。

今日、多くの人間が不自由に圧迫されている時代に、私が一個の自由人として活動するを許されたること、また、私が直接物質的な仕事に従事しながらなお精神的領域に於《お》いても活動するを得ることは、これを思う度に深い感動なきを禁じえない。

シュヴァイツァーは、三十六歳で医学校を卒業して医師となり、それまでに得た神学教授やパイプオルガン奏者としての名声を投げ捨て、アフリカの病む黒人のために六十年近く働いたのであった。私の医師になってからの六十年の働きは、シュヴァイツァー博士に較べると小さいものであるが、私はシュヴァイツァー博士をモデルに、そしてオスラー博士をもモデルとして働いて、この八十四歳という年齢に達している。患者さんを数多く癒《いや》したというより、患者さんに教えられてきたことが多いと痛感し、患者さんに感謝したい。

＊1 **『わが生活と思想より』**
八一ページ参照。

思わざる患者さんからの私への感謝

一九九四年（平成六年）五月、Nさんは、八十五歳九ヵ月の高齢で、胃癌のため聖路加国際病院外科病棟で死亡された。この方と個人的に親しかった同じ病院のS医師に、私は、Nさんが亡くなられた後の夫人の消息を知りたいと頼んだところ、A子夫人は私に、ご主人の死去後半年経《た》った頃の心境を手紙八枚に書いてよこされた。

Nさんは、平素私の本の愛読者で、会ったことのない私にかつて手紙をくださったことがあった。一九九〇年の夏までは元気で、当時軽い高血圧症があって当院の循環器科にかかっておられたが、その外来診療録には、北アルプス小槍《こやり》を背景にしたさわやかな姿の写真が貼ってあった。

ところが、一九九三年十二月には進行した胃癌があることが発見され、早速聖路加の外科で手術を受けられた。退院後自宅療養が続いたが、九四年四月下旬に癌が肝臓と腹膜に転移し、腹水がひどくたまったので、再入院となった。癌はどんどん進行して、五月二日に死亡された。

Nさんを私が病室に訪れたのは、ぜひ私に会いたいとのNさんの希望が私に伝えられたからである。A子夫人の手紙には、こう書かれていた。

四月二十五日(月)の朝、突然、日野原先生がお一人で主人のところへいらしてくださり、手を差し伸べ、「日野原です」と言われ、主人と先生との会話が始まりました。私はその時病室にいなかったのですが、先生が出られた後病室へ帰りました。

主人は眠っていました。ところが、「四月二十五日、九時三十四分から三分間」と主人が書いた紙片《しへん》が点滴の器具にはさんであるのを発見しました。しばらくして主人が眼を覚まし、感慨無量《かんがいむりょう》の様子で私にこう話してくれました。「今日は、日野原先生がお一人でここへ来てくださったのだよ。手を差し伸べ、日野原ですとおっしゃって」

主人はびっくりして、一生懸命で挨拶申し上げたそうです。

「日野原先生、〈私の看取った三人の人〉という題の先生のお話を感慨深くＮＨＫラジオで伺いました。第一日目は鈴木大拙《すずきだいせつ》師、二日目は賀川豊彦《かがわとよひこ》先生、三日目は石橋湛山《いしばしたんざん》先生のお話でした」と申し上げましたところ、先生は喜ばれて、「そんなに前から私のことに関心を寄せていてくださったのですか」と仰《おお》せられ、ニコニコしてくださったよ。わが八十五年の生涯での最良の瞬間、最良の日、四月二十五日九時三十四分から三分間。もう何もいうことなし、こんなによくしていただいて――と大満足の様子でした。

主人は五月二日、Ｎ外科医長をはじめ他の先生方、大勢の看護師さんに看取られて、静かに旅立ちて逝《い》きました。今にも眼を開くかと思うほど安らかで、優しい表情で、口元にはほほ笑みさえ浮かべていました。生涯私に一度も見せてくれなかった、それはそれは優しい表情でございました。常日頃「夕暮れごろに明くなるべし」（ゼカリヤ書一四章七節）という聖句が大好きでした。

このようにして天に召《め》されて逝《い》った主人は、何と幸せな旅立ちだったことでしょう。病院の方々、日野原院長先生に心から感謝します。

A子

私は、この聖句を書いてサインした私の近著を彼女に贈って差し上げた。そうだ、ホスピスは病院の中にもあるのだということを私は確信した。

日本人の癌患者は、その総数の九割が最後は病院で亡くなっている。しかし、たいていの病院での癌患者の最期は、その人の生涯の中で最悪のものといえよう。気管内挿管、静脈《じょうみゃく》からは持続点滴《てんてき》注射、尿道《にょうどう》には持続カテーテル、鼻孔《びこう》からの経管栄養……。

ホスピス医療は、このような死に至る患者の最期のいのちの質（Quality of Life）を高めるためのものである。それがホスピス内だけでなく、一般の病院の病室でも行われることを願って、セント・クリストファーズ・ホスピスがロンドンで誕生したのである。

英国の医師シシリー・ソンダースは、まず自分で最初に作ったホスピス内で、癌で死にゆく患者の痛みその他の苦しみを取り去ることとともに、いのちの質を高くさせることに専念した。それは一九六七年のことであった。その後、世界中にこれが広がり、またホスピス的なケアを施設外の自宅で療養している患者にも普遍《ふへん》させるという意味で、ホーム・ホスピス・ケアが、特にアメリカ合衆国では大きく広がった。治癒《ちゆ》が望めない癌末期の患者から痛みと苦しみを取り去り、心のケアを十分に提供できるサービスが、最後には一般の病院の病床にも及ぶ日が期待されるのである。

ホスピス運動というのは、ホスピスがなくなることを期しての運動だと私は思っている。

財団法人ライフ・プランニング・センター主催の「音楽療法・国際ワークショップ」が一九九五年（平成七年）八月に東京であり、次いで札幌と仙台でも開催され、いずれも満席の聴衆で大成功であった。

このワークショップの時に仙台で共催を引き受けてくださった仙台基督教育児院は、八十九年の歴史を持つ社会福祉法人である。明治の時代には、東北地方は冷夏の時などは農作物の収穫が乏しく、生まれて間もない子を育てられないで捨てる親がいた。その子どもたちのために、仙台へ赴任されたキリスト教会の宣教師と日本人の信者が協力して発足させたのがこの施設である。今ではそこに老人ホームも建設され、乳幼児や障害児、そして老人のケアも行われるようになった。先に紹介した牧ノ原やまばと学園のように、民間が率先して実施した福祉事業の例である。

さて、私は仙台でのこのワークショップの翌日、仙台市内の太白区《たいはく》にある「太白ありのまま舎」を訪れる機会を得た。

ありのまま舎は一九八七年（昭和六十二年）、民間として全国で初めての身体障害者自立ホーム「仙台ありのまま舎」を開所し、九四年四月には医療的機能を持った重度障害者・難病ホスピス「太白ありのまま舎」を開所するなど、患者自身が参与した障害者自立団体として多様な活動を展開してきた。

私は、一九九三年、日本で最初の独立型ホスピス「ピースハウス」を作った苦労を経験したが、床面積二七〇〇平方メートルというピースハウスとほぼ同じサイズのこの難病ホスピスを訪れ、入所者の生活の場としての細やかな設計を見て、強い感動を覚えた。ここは、十年も二十年も進行し続ける筋ジストロフィーなどの難病の若い患者たちが、長期間生活する場としてのホスピスである。人工呼吸器をつけなければならない重度の呼吸障害の患者のためにも適切な医療が提供でき、フルタイムの神経内科専門医やナースや介護福祉士、チャプレンなどによるチーム医療がなされている。広いホールには、クリスタルの十字架が高く掲げられていた。

施設長の山田富也《やまだとみや》氏は、三人兄弟の末子《まっし》で、〝ありのまま運動〟を創設した長兄《ちょうけい》・寛之《ひろゆき》氏とそれを継承《けいしょう》した次兄《じけい》・秀人《ひでと》氏に次いで、一九六八年に筋ジストロフィーで入院することになった。翌年には、病院の中に筋ジストロフィー専門病棟患者自活部屋を作り、難病患者の側に立った医療システムづくりに三兄弟が協力して活動した。三兄弟の稀《まれ》なるバイタリティには敬服《けいふく》するが、また、筋ジストロフィー患者三人の子をもつ彼らのご両親のご苦労にも想像を絶するものがある。

この進行性筋ジストロフィーは、一〇万人に四人の割で出現するといわれている。その中でも重い症状を呈《てい》するのがデュシェンヌ型筋ジストロフィーで、少年期にかかると、歩き方、走り方がぎごちなくなり、極端に転びやすくなり、ついには歩けなくなり、呼吸も困難になる。

一九八〇年、長兄はこの難病で三十三歳で死亡、三年後には次兄が同じくこの病気で三十四歳で死亡した。その後を引き継がれた、同じ筋ジストロフィーを病む三男の富也さんが社会福祉法人ありのまま会の設立に尽力し、一九九四年に重度障害者・難病ホスピス「太白ありのまま舎」が建設されることになった。これを三笠宮寛仁親王殿下《みかさのみやともひとしんのうでんか》が支援され、今日に至っている。

私はこの施設を訪れた後、ベッドの上で指揮をとってこられた富也さんを、七ケ浜《しちがはま》の海岸で酷暑《こくしょ》を避けて療養《りょうよう》中のところに訪ねた。たまたま暑中見舞いに来られていた寛仁親王殿下ともお会いすることができた。殿下は長年、ありのまま会の事業の援助をなされ、富也さんの心の友となって富也さんを支えてこられたのである。

富也さんはその時四十三歳、この疾患患者としては例外的に長生きされているが、病気はきわめて重い。彼は一九八五年五月、聖書の導きを得て洗礼を受けた。この病気の運命を知りながらも、信仰に支えられて日本で最初の難病ホスピスを作ることに成功したのである。手足や首は動かず、握手する彼の手は冷たく無力であったが、その顔は何と若々しく、眼は美しく輝いていたことか。

以下に富也さんの詩二編を紹介しよう。いずれも富也さんの著書『透明な明日に向かって』(燦葉出版社)に収載されている詩である。

信仰

朝のざわめき
昼間の空虚《くうきょ》
夜の悲しみ
そんな一日の繰り返しを
常に漂《ただよ》わせる中で
心の奥底まで知り尽くした病友たち
交わす言葉はもうない

ここは私たちの住まいなんだろうか
住んでいる所なのに居場所がない
しかしあなたは本当の住まいをお与え下さった
心の中に

硬《こう》　直《ちょく》
膝《ひざ》が曲がったままで
肘《ひじ》も曲がったままで
指先までも曲がったままで
首も倒れたままで
背筋までも変形した中で
人格までも失いそうな気がする
しかし信仰だけは……

富也さんの筋ジストロフィーに伴《ともな》う心筋《しんきん》障害は徐々に進行し、心臓の頻拍発作が続くといつ心不全《しんふぜん》で命が絶たれるかもしれないという危篤状態が一九九四年から続いている。その中で、病状がやや落ち着いたところをねらって、寛仁親王殿下と、心臓病をもちながら作家活動をされ病者に理解の深い澤地《さわち》久枝《ひさえ》さんとが富也さんの病床で鼎談《ていだん》をされた。それが『いのちの時間』と題して新潮社から出版されている（一九九五年十二月）。これが富也さんの最後の作品になるのかと案じられるが、この本のあとがきに富也さんはこう記している。

今、私は四十三歳。筋ジス患者としては、不思議なぐらい長生きをさせてもらっている。当時一緒に入院していた筋ジスの仲間は、ほとんどといっていいほど、もういない。心不全の症状が進み、人工呼吸器に頼《たよ》らざるをえない状況の中ではあるが、口述筆記をしてもらい、会うことのできない多くの人々に意志を伝えられるだけでもありがたい。そうした状況にあることは、たまたまという偶発《ぐうはつ》的なできごとなのか。

当時を知っている医師や看護師は、私が今なお生きていること、「収容」されていた患者自らが、生活するための施設を作り上げ、その責任者として運営していることに一様に驚くだろう。それは、当の私が改めて考えても、不思議でならない。不変に近い観念を変えられたのは、多くの人々と出会い、その協力を得たおかげだとつくづく思う。これは自分の意志だけではなしえなかった。

私は人に支えられて生きてきた。その中でもとくに大きな支えとして、時に私を励まし、時に厳しく接してくださっている寛仁親王殿下、澤地久枝さんがいる。人生の最後がそう遠くないこの時、このお二人と対談の機会を与えられたことに心より感謝したい。

いのちは、生と前向きに取り組んでさえいれば、最期のその時まで輝きを失わないものなのである。

老いに成長する

私は「老いに成長する」という言葉が好きである。これは、アメリカの精神分析学者エリック・エリクソンが彼の著書『老年期』の中で取り上げた言葉である。

私は大学医学部学生の時、父が赴任していた広島市のミッション・スクールの院長館で結核のために一年間療養していた。院長館は古いコロニアル・タイプの二階建ての木造洋館で、大正の初めに建てられ、広島女学院創設者のゲーンス校長が長く住まれた家であった。

四〇〇坪以上もある敷地に巨大な栴檀《せんだん》の木があり、深緑《しんりょく》の葉も美しかったが、すっかり落葉した大木の冬の枝もみごとであった。私は、二階の寝室で療養し、窓からいつも栴檀の木の四季の姿を眺めていた。

　こんなに大樹《たいじゅ》となるのに何年かかっただろうかと私は当時想像していたものである。栴檀に比べると人間の背丈は伸びても低いが、そのからだには栴檀の幹に負けない年輪を一年一年加えて成長していく。

　現在の私の家の庭には古い梅の木がある。これは、少なくとも六十年は越える寿命の老木である。幹は朽《く》ちて幹の半分には大きな空洞があるが、毎年真紅の梅の花が咲き、その枝にも紅《くれない》の色素がにじんでいる。この梅の木はあんなに老いて、幹に空洞ができていても、毎年年輪を加えているに違いない。台風が襲《おそ》えばいつ折れてもおかしくないほどだが、よく長年の風雪に耐えて今日まで生き延び、いち早く春を告げる花を枝に添えている。

　梅の老木については、有名な毛沢東《もうたくとう》の詩がある。これは、私の旧制三高の先輩で、一九九五年（平成七年）二月に逝去された古井喜實《ふるいよしみ》元法務および厚生大臣が教えてくださったものだ。古井氏は、政界では詩の中に示されたような誠実な行動をとられた古武士《こぶし》的な存在であり、私が私淑《ししゅく》した先輩でもある。

風雨　春の帰るを送りきて
飛雪《ひせつ》　春の到《いた》るを迎《むか》う
已《すで》に是《これ》　懸崖《けんがい》の百丈の冰《つらら》なるに
なお　花の枝の　あやにうつくしきがあり
あやにうつくしけれど　春をわがものとせず
ただ　春の来《きた》るを報ずるのみ
山中《やまじゆう》の花　爛漫《らんまん》たる時　やがて到らば
彼女　叢《はなむら》にありて　笑《え》まん

後半の詩の意味は、「美しいけれども、それによって、春の美しさを独占し、世にときめこうというのではない。ただ、来《きた》るべき春の盛りを予告しているだけなのである。やがて爛漫と山に花が咲き満ちたとき、先駆者の役目を終えた彼女・梅は実を結び、ほかの花に囲まれながら満足の笑みを浮かべているだろう」（武田泰淳・竹内実『毛沢東――その詩と人生』文藝春秋新社）というのである。

最近、ヘルマン・ヘッセの紹介書『人は成熟するにつれて若くなる』という詩人V・ミヒェルス編集の本を読んだ（岡田朝雄訳・草思社）。その中にあるヘルマン・ヘッセの詩「老いてゆく中で」を紹介しよう。

若さを保つことや善をなすことはやさしい
すべての卑劣《ひれつ》なことから遠ざかっていることも
だが心臓の鼓動が衰《おとろ》えてもなお微笑《ほほえ》むこと
それは学ばれなくてはならない

それができる人は老いてはいない
彼はなお明るく燃える炎の中に立ち

その拳《こぶし》の力で世界の両極を曲げて
折り重ねることができる

死があそこに待っているのが見えるから
立ち止まったままでいるのはよそう
私たちは死に向かって歩いて行こう
私たちは死を追い払おう

死は特定の場所にいるものではない
死はあらゆる小道に立っている
私たちが生を見捨てるやいなや
死は君の中にも私の中にも入り込む

老いても、病んでも、そして死が近い時にも、微笑みを顔に遺《のこ》したい。へツセは老人の微笑みを老いの成熟《せいじゅく》する象徴と見なしている。それは、毛沢東の詩の中の梅の笑みとも通う老いの成熟の姿であろう。

私は大勢の人生の先輩、そして同輩、後輩までもの死を見送ってきた。そして私自身八十四歳と齢《よわい》を重ねてきた。いつ何があっても何の不思議もない。そんな中で、死の中にわずかでも笑みを残したいものと痛切に希《ねが》うこのごろである。

あとがき

私のこの本は、いかに私がほかから多くのものを与えられたかを書きたくて、エッセイとしてまとめたものであるが、この内容の大部分は、過去四年間（一九九一年四月〜一九九五年三月）にわたり、「生き方を学ぶ」と題して毎月一回、日本基督教団出版局の『こころの友』誌に寄稿したものである。それにかなり加筆し、また若干の新しいものを加えてまとめた。

私は、私に生き方を教えてくれた師や患者さん、若い人たちに、またその人たちの言葉に、心から感謝したい。そして、私の人生の旅の五十四年近くにわたっての伴侶、妻の静子にも感謝したい。妻の言葉少ない配慮のなかに、私は静かな家庭生活を続けてきた。私の家に、若い人から老人まで大勢集まってこられるのは、静子を中心に日野原家に醸《かも》し出される自然体の雰囲気によるものと思う。

静子は肺癌《がん》を病み、手術を受けてから五年の療養という厳しい生活を過ごしてきたが、幸い昨今は平穏な日々が与えられ、公務で超多忙の私を支えてくれている。

病気をもつ妻とともに、これから先、どれくらいの黄昏《たそがれ》の時が許されるかわからないが、私たちは、与えられた今日一日一日を感謝して、毎日を精いっぱい生きていることを読者にお伝えしたい。

一九九六年四月

日野原重明《ひのはらしげあき》

日野原重明 主要著書

医学関係の専門書、および絶版となっているものを除く

『人生の四季に生きる』岩波書店／1987年
『医学するこころ——オスラー博士の生涯』岩波書店／1991年
『生きることの質』岩波書店／1993年
『医の道を求めて——ウィリアム・オスラー博士の生涯に学ぶ』医学書院／1993年
『私の歩んだ道——内科医六十年』（共著）岩波書店／1995年
『現代医療への提言——内科医六十年』（共著）岩波書店／1995年
『音楽の癒しのちから』春秋社／1996年
『健やかないのちのデザイン（新装版）』春秋社／1997年
『「癒し」の技のパフォーマンス（新装版）』春秋社／1997年
『ひとはどう生き、どう死ぬのか』（共著）岩波書店／1997年
『老いに成熟する』春秋社／1997年
『老いと死の受容（新装版）』春秋社／1998年
『〈ケア〉の新しい考えと展開』春秋社／1999年
『日野原重明著作選集（上）医のアート、看護のアート』中央法規出版／1999年
『日野原重明著作選集（下）死と、老いと、生と』中央法規出版／1999年

『道をてらす光』春秋社／2000年
『「フレディ」から学んだこと』童話屋／2000年
『命をみつめて』岩波書店／2001年
『「新老人」を生きる』光文社／2001年
『生きかた上手』ユーリーグ／2001年
『50歳からの「生きる」技術』朝日出版社／2001年
『死をどう生きたか』中央公論新社／2002年
『老いを創める（新装版）』朝日新聞社／2002年
『いのちを創る』講談社／2002年（『心とからだの健康設計』改題）
『こころ上手に生きる』講談社／2002年（『病むことみとること』改題）
『豊かに老いを生きる（新版）』春秋社／2002年
『人生百年　私の工夫』幻冬舎／2002年
『いのちの言葉』春秋社／2002年
『生き方哲学』中央法規出版／2002年
『生きかたの選択』河出書房新社／2002年
『いのち、生ききる』（共著）光文社／2002年
『生きるのが楽しくなる15の習慣』講談社／2002年
『生きかた上手［対話篇］』ユーリーグ／2002年
『満たされる人生のつくり方〈CD・BOOK〉』講談社／2002年
『聴く　生きかた上手（CD）』ユーリーグ／2002年
『病んでこそ知る　老いてこそ始まる』（共著）岩波書店／2002年
『生きかたの可能性』河出書房新社／2002年

『生活習慣病を防ぐ本』幻冬舎／2002年
『いのちの終末をどう生きるか（新装版）』春秋社／2002年
『いのちの器』PHP研究所／2002年
『看とりの愛（新装版）』春秋社／2002年
『よみがえれ、日本の医療』（共著）中央公論新社／2003年
『明日の日本への贈り物』（共著）毎日新聞社／2003年
『輝いて人生』（共著）学習研究社／2003年
『夢を実現するチカラ』（共著）扶桑社／2003年
『生きかたの処方箋』河出書房新社／2003年
〈翻訳書〉
『よき臨床医をめざして——全人的アプローチ』P・タマルティ著・塚本玲三共訳・医学書院／1987年
『Osler's "A Way of Life" & Other Addresses, with Commentary & Annotations（オスラー講演集「生き方」ほか、英文注釈版）』Duke University Press／2001年

全国ホスピス・緩和ケア病棟連絡協議会　会員一覧

A会員（緩和ケア病棟承認・届出受理施設）／2003年5月1日現在

（注）＊施設名称、所在地、電話／ファクス、病床数／総病床数、算定開始年月日の順に記載。

●医療法人 **東札幌病院**
〒003-8585 北海道札幌市白石区東札幌3条3－7－35
011-812-2311／011-823-9552（28／243 1993年9月1日）

●医療法人 **恵佑会札幌病院**
〒003-0027 北海道札幌市白石区本通14丁目北1－1
011-863-2101／011-864-1032（24／272 2000年2月1日）

●医療法人 潤和会 **札幌ひばりが丘病院**
〒004-0053 北海道札幌市厚別区厚別中央3条2－12－1
011-894-7070／011-894-7657（21／176 1999年5月1日）

●医療法人 社団 カレスアライアンス **日鋼記念病院**
〒051-8501 北海道室蘭市新富町1－5－13
0143-24-1331／0143-22-5296（22／485 2002年1月4日）

●医療法人 聖仁会 **森病院**
〒041-0801 北海道函館市桔梗町557
0138-47-2222／0138-47-2200（35／114 2001年9月1日）

●社団法人 慈恵会 **青森慈恵会病院**
〒036-0021 青森県青森市大字安田字近野146－1
0177-82-1201／0177-66-7860（30／250 2000年6月1日）

●**東北大学医学部附属病院 緩和ケアセンター**
〒980-8574 宮城県仙台市青葉区星陵町1－1
022-717-7986／022-717-7989（22／1296 2000年11月15日）

●**宮城県立がんセンター**
〒981-1293 宮城県名取市愛島塩手字野田山47－1
022-384-3151／022-381-1168（25／383 2002年7月1日）

●財団法人 **光ケ丘スペルマン病院**
〒983-0833 宮城県仙台市宮城野区東仙台６－７－１
022-257-0231／022-257-0201（20／132 1998年８月１日）

●**山形県立中央病院**
〒990-2292 山形県山形市青柳1800
023-685-2626／023-685-2601（15／660 2001年７月１日）

●医療法人 惇慧会 **外旭川病院**
〒010-0802 秋田県秋田市外旭川字三後田142
018-868-5511／018-868-5577（13／241 1999年２月１日）

●財団法人 慈山会医学研究所付属 **坪井病院**
〒963-0197 福島県郡山市安積町長久保１－10－13
024-946-0808／024-947-0035（18／244 1990年12月１日）

●医療法人 **つくばセントラル病院**
〒300-1211 茨城県牛久市柏田町1589－３
0298-72-1771／0298-74-4763（20／199 2000年10月１日）

●**筑波メディカルセンター病院**
〒305-8558 茨城県つくば市天久保１－３－１
0298-51-3511／0298-58-2773（20／350 2000年５月１日）

●恩賜財団 済生会 **水戸済生会総合病院**
〒311-4198 茨城県水戸市双葉台３－３－10
029-254-5151／029-254-0502（16／503 2000年10月１日）

●社会福祉法人 恩賜財団 済生会 **栃木県済生会宇都宮病院**
〒321-0974 栃木県宇都宮市竹林町911－１
028-626-5500／028-626-5594（20／644 1996年11月１日）

●**栃木県立がんセンター**
〒320-0834 栃木県宇都宮市陽南４－９－13
028-658-5151／028-658-5669（24／357 2000年12月１日）

独立行政法人国立病院機構 ●**西群馬病院**
〒377-8511 群馬県渋川市金井2854
0279-23-3030／0279-23-2740（23／380 1994年７月１日）

●医療法人 一心会 **上尾甦生病院**
〒362-0051 埼玉県上尾市地頭方421－1
048-781-1101／048-781-1251（19／186 1992年3月1日）

●**埼玉県立がんセンター**
〒362-0806 埼玉県北足立郡伊奈町大字小室818
048-722-1111／048-722-1129（18／400 1999年1月1日）

●**国立がんセンター東病院**
〒277-8577 千葉県柏市柏の葉6－5－1
0471-33-1111／0471-33-1598（25／425 1992年7月1日）

●医療法人社団 翠明会 **山王病院**
〒263-0002 千葉県千葉市稲毛区山王町166－2
043-421-2221／043-421-3072（23／318 1999年7月1日）

●総合病院 **国保旭中央病院**
〒289-2511 千葉県旭市イの1326
0479-63-8111／0479-63-8580（20／986 1999年5月1日）

●財団法人 **聖路加国際病院**
〒104-8560 東京都中央区明石町9－1
03-3541-5151／03-3544-0649（24／520 1998年5月1日）

●社会福祉法人 賛育会 **賛育会病院**
〒130-0012 東京都墨田区太平3－20－2
03-3622-9191／03-3623-9736（22／253 1998年6月1日）

●ＮＴＴ東日本株式会社 **ＮＴＴ東日本 関東病院**
〒141-8625 東京都品川区東五反田5－9－22
03-3448-6100／03-3448-6098（28／605 2001年2月1日）

●医療法人財団 アドベンチスト会 **東京衛生病院**
〒167-8507 東京都杉並区天沼3－17－3
03-3392-6151／03-3392-1463（14／188 1996年7月1日）

●**東京都立豊島病院**
〒173-0015 東京都板橋区栄町33－1
03-5375-1234／03-5944-3506（20／360 1999年9月1日）

●日本赤十字社医療センター
〒150-8935 東京都渋谷区広尾４－１－22
03-3400-1311／03-3409-1604（17／710 2000年６月１日）

●社会福祉法人 聖ヨハネ会総合病院 桜町病院
〒184-8511 東京都小金井市桜町１－２－20
042-388-2888／042-388-2188（20／227 1994年８月１日）

●宗教法人 救世軍清瀬病院
〒204-0023 東京都清瀬市竹丘１－17－９
0424-91-1411／0424-91-3900（25／142 1990年６月１日）

●独立行政法人国立病院機構 東京病院
〒204-8585 東京都清瀬市竹丘３－１－１
0424-91-2111／0424-94-2168（20／560 1995年９月１日）

●社会福祉法人 信愛報恩会 信愛病院
〒204-0024 東京都清瀬市梅園２－５－９
0424-91-3211／0424-91-3214（20／199 1996年９月１日）

●医療法人 聖ケ丘病院
〒206-0021 東京都多摩市連光寺２－69－６
0423-38-8111／0423-38-8118（11／48 1996年９月１日）

●財団法人 ライフ・エクステンション研究所 永寿総合病院
〒110-8656 東京都台東区東上野２－23－16
03-3833-8381／03-3831-9488（16／400 2000年10月１日）

●医療法人社団 崎陽会 日の出ヶ丘病院
〒190-0181 東京都西多摩郡日の出町大久野310
042-597-0811／042-597-2110（20／263 2001年１月１日）

●全社連 川崎社会保険病院
〒210-0822 神奈川県川崎市川崎区田町２－９－１
044-288-2601／044-299-1138（24／308 1999年２月１日）

●川崎市立井田病院 かわさき総合ケアセンター
〒211-0035 神奈川県川崎市中原区井田２－27－１
044-766-2188／044-788-0231（20／443 1998年11月１日）

●社会福祉法人 日本医療伝道会 **総合病院 衣笠病院**
〒238-8588 神奈川県横須賀市小矢部2－23－1
0468-52-1182／0468-52-1183（20／299 1998年7月1日）

●学校法人 **昭和大学横浜市北部病院**
〒224-8503 神奈川県横浜市都筑区茅ケ崎中央35－1
045-949-7000／045-949-7927（25／653 2001年10月9日）

●**神奈川県立がんセンター**
〒241-0815 神奈川県横浜市旭区中尾1－1－2
045-391-5761／045-361-4692（17／415 2002年4月1日）

●医療法人社団 聖仁会 **横浜甦生病院**
〒246-0031 神奈川県横浜市瀬谷区瀬谷4－30－30
045-302-5001／045-303-5736（12／81 1995年3月1日）

●財団法人 ライフプランニングセンター **ピースハウス病院**
〒259-0151 神奈川県足柄上郡中井町井ノ口1000－1
0465-81-8900／0465-81-5520（22／22 1994年2月1日）

●医療法人 崇徳会 **長岡西病院**
〒940-2111 新潟県長岡市三ツ郷屋町371－1
0258-27-8500／0258-27-8509（27／240 1993年4月1日）

●さくら福祉保健事務組合 **南部郷厚生病院**
〒959-1704 新潟県五泉市愛宕甲2925－2
0250-58-6111／0250-58-7300（20／120 2001年9月1日）

●**富山県立中央病院**
〒930-8550 富山県富山市西長江2－2－78
0764-24-1531／0764-22-0667（18／800 1993年3月1日）

●**福井県済生会病院**
〒918-8503 福井県福井市和田中町舟橋7－1
0776-23-1111／0776-28-8518（20／466 1998年10月1日）

●社会福祉法人 恩賜財団 済生会 **石川県済生会金沢病院**
〒920-0353 石川県金沢市赤土町ニ13－6
0762-66-1060／0762-66-1070（28／260 1995年1月1日）

●医療法人 愛和会 **愛和病院**
〒380-0902 長野県長野市鶴賀1044－2
026-226-3863／026-223-7168（16／43 1997年12月1日）

●医療法人 **新生病院**
〒381-0295 長野県上高井郡小布施町851
026-247-2033／026-247-4727（20／151 1998年10月1日）

●組合立 **諏訪中央病院**
〒391-8503 長野県茅野市玉川4300
0266-72-1000／0266-82-2922（6／362 1998年9月1日）

●**健康保険岡谷塩嶺病院**
〒394-8588 長野県岡谷市内山4769
0266-22-3595／0266-22-3599（10／280 1996年11月1日）

●医療法人社団 誠広会 **岐阜中央病院**
〒501-1198 岐阜県岐阜市川部3－25
058-239-8111／058-239-8216（28／352 1999年6月1日）

●財団法人 **神山復生病院**
〒412-0033 静岡県御殿場市神山109
0550-87-0004／0550-87-5360（20／60 2002年7月1日）

●**静岡県立総合病院**
〒420-0881 静岡県静岡市北安東4－27－1
054-247-6111／054-247-6140（20／720 2000年9月1日）

●社会福祉法人 聖隷福祉事業団総合病院 **聖隷三方原病院**
〒433-8558 静岡県浜松市三方原町3453
053-436-1251／053-438-2971（27／764 1990年5月1日）

●愛知県厚生農業協同組合連合会 **安城更生病院**
〒446-8602 愛知県安城市安城町東広畔28番地
0566-75-2111／0566-76-4335（17／692 2002年6月1日）

●医療法人財団 愛泉会 **愛知国際病院**
〒470-0111 愛知県日進市米野木町南山987－31
05617-3-3191／05617-3-7728（20／72 1999年5月1日）

●みなと医療生活協同組合**協立総合病院**
〒456-8611 愛知県名古屋市熱田区五番町４－33
052-654-2211／052-651-7210（16／434 2001年12月１日）

●南医療生活協同組合 総合病院 **南生協病院**
〒457-8540 愛知県名古屋市南区三吉町６－８
052-611-6111／052-612-9592（15／313 2002年７月１日）

●**藤田保健衛生大学 七栗サナトリウム**
〒514-1295 三重県久居市大鳥町向広424－１
059-252-1555／059-252-1383（18／218 1997年７月１日）

●**大津市民病院**
〒520-0804 滋賀県大津市本宮２－９－９
077-522-4607／077-521-5414（20／562 1999年５月31日）

●**彦根市立病院**
〒522-8539 滋賀県彦根市八坂町1882
0749-22-6050／0749-26-0754（20／470 2002年10月１日）

●財団法人 **薬師山病院**
〒603-8479 京都府京都市北区大宮薬師山西町15
075-492-1230／075-495-1189（30／70 1998年12月１日）

●財団法人 日本バプテスト連盟医療団総合病院 **日本バプテスト病院**
〒606-8273 京都府京都市左京区北白川山ノ元町47
075-781-5191／075-701-9996（20／167 1995年９月１日）

●宗教法人 在日本南プレスビテリアンミッション **淀川キリスト教病院**
〒533-0032 大阪府大阪市東淀川区淡路２－９－26
06-6322-2250／06-6324-6539（21／607 1990年５月１日）

●医療法人社団 **湯川胃腸病院**
〒543-0033 大阪府大阪市天王寺区堂ケ芝２－10－２
06-6771-4861／06-6771-4882（24／84 2002年11月１日）

●**高槻赤十字病院**
〒569-1096 大阪府高槻市阿武野１－１－１
072-696-0571／072-696-1228（20／446 2002年７月１日）

●医療法人 盈進会 **岸和田盈進病院**
〒596-0003 大阪府岸和田市中井町1－12－1
0724-43-0081／0724-44-9441（16／157 2002年2月1日）

●宗教法人 セブンスデイアドベンチスト教団 **神戸アドベンチスト病院**
〒651-1321 兵庫県神戸市北区有野台8－4－1
078-981-0161／078-981-7986（21／116 1993年10月1日）

●国家公務員等共済組合連合会 **六甲病院**
〒657-0022 兵庫県神戸市灘区土山町5－1
078-856-2065／078-856-2066（23／178 1994年12月1日）

●社団法人 全国社会保険協会連合会 **社会保険神戸中央病院**
〒651-1145 兵庫県神戸市北区惣山町2－1－1
078-594-2211／078-594-2244（22／424 1996年7月1日）

●医療法人 神戸健康共和会 **東神戸病院**
〒658-0051 兵庫県神戸市東灘区住吉本町1－24－13
078-841-5731／078-841-5664（21／168 2000年5月1日）

●医療法人財団 姫路聖マリア会 **総合病院 姫路聖マリア病院**
〒670-0801 兵庫県姫路市仁豊町650
0792-65-5111／0792-65-5001（12／360 1996年8月1日）

●社会福祉法人 恩賜財団 済生会 **岡山済生会総合病院**
〒700-8511 岡山県岡山市伊福町1－17－18
086-252-2211／086-255-2224（25／568 1998年9月1日）

●**岡山中央奉還町病院**
〒700-0026 岡山県岡山市奉還町2－18－19
086-251-3833／086-251-3833（15／81 2000年6月1日）

●医療法人 紅十字会 **総合病院 三愛**
〒720-0031 広島県福山市三吉町4－1－15
084-922-0800／084-926-7074（12／200 1999年8月1日）

●**公立みつぎ総合病院**
〒722-0393 広島県御調郡御調町大字市124
08487-6-1111／08487-6-1112（6／240 2002年5月1日）

●医療法人 和同会 **広島パークヒル病院**
〒733-0851 広島県広島市西区田方2－16－45
082-274-1600／082-274-1322（18／107 2002年5月1日）

●独立行政法人国立病院機構 **呉医療センター**
〒737-0023 広島県呉市青山町3－1
0823-22-3111／0823-21-0478（28／700 2000年4月1日）

●医療法人社団 清風会 **廿日市記念病院**
〒738-0060 広島県廿日市市陽光台5－12
0829-20-2300／0829-20-2301（15／135 2002年1月1日）

●独立行政法人国立病院機構 **山陽病院**
〒755-0241 山口県宇部市東岐波685
0836-58-2300／0836-58-5219（25／435 1998年11月1日）

●特定医療法人 社団 松濤会 **安岡病院**
〒759-6604 山口県下関市横野町3－16－35
0832-58-3711／0832-58-2590（25／278 1999年5月1日）

●総合病院 **山口赤十字病院**
〒753-8519 山口県山口市八幡馬場53－1
0839-23-0111／0839-25-1474（25／505 2000年1月1日）

●組合立 **三豊総合病院**
〒769-1695 香川県三豊郡豊浜町姫浜708
0875-52-3366／0875-52-4936（12／515 2000年5月1日）

●医療法人 若葉会 **近藤内科病院**
〒770-8008 徳島県徳島市西新浜町1－6－25
088-663-0020／088-663-0399（20／55 2002年5月1日）

●医療法人 聖愛会 **松山ベテル病院**
〒790-0833 愛媛県松山市祝谷6－1229
089-927-2133／089-925-5599（21／155 2000年4月1日）

●医療法人 山口会 **高知厚生病院**
〒780-8121 高知県高知市葛島1－9－50
0888-82-6205／0888-83-1655（15／76 1995年12月1日）

●医療法人 治久会 **もみのき病院**
〒780-0952 高知県高知市塚の原6－1
0888-40-2222／0888-40-1001（12／60 1999年4月1日）

●医療法人 久会 **図南病院**
〒780-0806 高知県高知市知寄町1－5－15
088-882-3126／088-882-3128（10／184 2000年7月1日）

●医療法人 防治会 **いずみの病院**
〒781-0010 高知県高知市薊野北町2－10－53
088-826-5511／088-826-5510（12／238 2001年10月1日）

●特別医療法人 栄光会 **栄光病院**
〒811-2205 福岡県粕屋郡志免町別府723
092-935-0147／092-936-3370（50／178 1990年9月1日）

●医療法人社団 江頭会 **さくら病院**
〒814-0142 福岡県福岡市城南区片江4－16－15
092-864-1212／092-865-4570（14／152 1999年6月1日）

●医療法人 **原土井病院**
〒813-8588 福岡県福岡市東区青葉6－40－8
092-691-3881／092-691-1059（20／556 2001年4月1日）

●**久留米大学病院**
〒830-0011 福岡県久留米市旭町67
0942-31-7759／0942-31-7759（12／1263 1998年10月1日）

●医療法人 雪の聖母会 **聖マリア病院**
〒830-0047 福岡県久留米市津福本町422
0942-35-3322／0942-34-3115(16／1388 1997年9月1日）

●医療法人社団 至誠会 **木村外科病院**
〒812-0044 福岡県福岡市博多区千代2－13－19
092-641-1966／092-651-7210（14／129 1999年11月2日）

●**北九州市立医療センター**
〒802-0077 福岡県北九州市小倉北区馬借2－1－1
093-541-1831／093-533-8693（20／636 2001年6月1日）

●医療法人 聖亮会 **聖ヨハネ病院**
〒803-0846 福岡県北九州市小倉北区下到津３－５－８
093-562-7777／093-562-7770（20／20 2001年10月１日）

●**佐賀県立病院好生館**
〒840-8571 佐賀県佐賀市水ケ江１－12－９
0952-24-2171／0952-29-9390（15／535 1998年３月１日）

●医療法人 松籟会 **河畔病院**
〒847-0021 佐賀県唐津市松南町119－２
0955-77-2611／0955-77-2722（14／188 2002年４月１日）

●医療法人 弘仁会 **朝永病院**
〒850-0862 長崎県長崎市出島町12－23
0958-22-2323／0958-22-8855（22／43 1995年11月１日）

●宗教法人 **聖フランシスコ病院**
〒852-8125 長崎県長崎市小峰町９－20
095-846-1888／095-845-7600（13／250 1998年８月１日）

●社会福祉法人 聖嬰会 **イエズスの聖心病院**
〒860-0079 熊本県熊本市上熊本２－11－24
096-352-7181／096-352-7184（22／87 1994年11月１日）

●社団法人 熊本市医師会 **熊本地域医療センター**
〒860-0811 熊本県熊本市本荘５－16－10
096-363-3311／096-362-0222（10／227 2001年７月１日）

●特定医療法人 萬生会 **西合志病院**
〒861-1104 熊本県合志市御代志812－２
096-242-2745／096-242-3861（22／128 1999年６月１日）

●医療法人 明和会 **大分ゆふみ病院**
〒870-0879 大分県大分市金谷迫313－１
097-548-7272／097-548-7273（24／24 2002年１月１日）

●特定医療法人 社団 春日会 **黒木記念病院**
〒874-0031 大分県別府市照波園町14－28
0977-67-1211／0977-66-6673（12／226 2002年１月１日）

●医療法人 倫生会 **三州病院**
〒885-0037 宮崎県都城市花繰町3街区14号
0986-22-0230／0986-22-0309（17／57 2000年5月1日）

●社団法人 **宮崎市郡医師会病院**
〒880-0834 宮崎県宮崎市新別府町船戸738−1
0985-24-9119／0985-23-2210（12／248 2002年3月1日）

●特別医療法人 博愛会 **相良病院**
〒892-0833 鹿児島県鹿児島市松原町3−31
099-224-1800／099-225-8253（21／81 1997年6月1日）

●特定医療法人 葦の会 **オリブ山病院**
〒903-0804 沖縄県那覇市首里石嶺町4−356
098-886-2311／098-886-6588（23／343 1995年6月1日）

本作品は一九九六年五月、小社より刊行された『出会いに学び、老いに成長する』を、文庫収録にあたり加筆、改筆したものです。

日野原重明―1911年、山口県に生まれる。京都帝国大学医学部卒業、同大学院修了。1941年、聖路加国際病院の内科医となり、内科医長、院長を経て、聖路加国際病院理事長・名誉院長、聖路加看護大学名誉学長。90歳を越えて今なお毎日精力的に診療にあたっている。厚生労働省医師研修審議会会長、文部科学省医学視学委員・看護視学委員、国際内科学会会長、国際健診学会会長、ライフ・プランニング・センター理事長、聖ルカ・ライフサイエンス研究所理事長、全日本音楽療法連盟会長を務める。文化功労者、東京都名誉都民。
著書には『生きかた上手』(ユーリーグ)、『人生百年 私の工夫』(幻冬舎)、『生きるのが楽しくなる15の習慣』『満たされる人生のつくり方〈CD・BOOK〉』(以上、講談社)、『いのちを創《つく》る』『こころ上手に生きる』(以上、講談社+α文庫)などがある。

講談社+α文庫 出会《であ》いに学《まな》び、老《お》いに成長《せいちょう》する

日野原重明《ひのはらしげあき》

2003年6月20日第1刷発行
2007年11月12日第2刷発行

発行者――野間佐和子
発行所――株式会社 講談社
東京都文京区音羽2-12-21 〒112-8001
電話 出版部(03)5395-3530
販売部(03)5395-5817
業務部(03)5395-3615

装画――©TETSURO OKABE/amana images
デザイン――鈴木成一デザイン室
カバー印刷――凸版印刷株式会社
印刷――慶昌堂印刷株式会社
製本――株式会社国宝社

落丁本・乱丁本は購入書店名を明記のうえ、小社業務部あてにお送りください。
送料は小社負担にてお取り替えします。
なお、この本の内容についてのお問い合わせは
生活文化第三出版部あてにお願いいたします。
Printed in Japan ISBN4-06-256744-X
定価はカバーに表示してあります。